Sigrid Nesterenko

So therapieren Sie Polyneuropathie - ganzheitlich und effektiv

Der erste laienverständliche Ratgeber für Betroffene

3. Auflage 2019

Rainer Bloch Verlag

So therapieren Sie Polyneuropathie
– ganzheitlich und effektiv
Der erste laienverständliche Ratgeber für Betroffene
Sigrid Nesterenko
ISBN 978-3-942179-48-5
Rainer Bloch Verlag
www.bloch-verlag.de
3. überarbeitete Auflage, 15.08 2019
Paperback DIN-A5

Druck: SOL-Service GmbH, Westendstraße 5, 86529 Schrobenhausen

Impressum:

Rainer Bloch Verlag, Schwetzinger Str. 4, D - 69469 Weinheim,
Webseite: www.Bloch-Verlag.de, buch@bloch-verlag.de

Inhaltsverzeichnis

Vorwort

Wollen Ihre Beine nicht mehr so wie Sie selbst? Sie leiden an diffusen Symptomen wie Kribbeln und Taubheitsgefühlen in Armen und Beinen, die mit Schmerzen einhergehen?

Sie spüren eine rasche Ermüdung der Beine und rätselhafte Gehstörungen? Sie leiden zudem unter Störungen der Koordination, Schweißregulation sowie Blasen- und Darmentleerung? Und Ihr Arzt hat nun die Vermutung, dass Sie an einer Polyneuropathie leiden?

Polyneuropathie - was ist denn das? So oder ähnlich war vermutlich Ihre erste Reaktion, die Sie von sich gegeben haben, als der Arzt dieses Wort in den Raum geworfen hat, begleitet von Sorgenfalten auf seiner Stirn. Anhand seiner Falten haben Sie erahnt, dass es nichts Gutes zu bedeuten hat, aber was er genau damit sagen wollte, das erschließt sich für Sie erst Schritt für Schritt?

Keine Frage – die meisten Betroffenen haben bis zum Tag der Diagnose noch nie das Wort Polyneuropathie gehört und können sich dieses komplizierte Wort kaum merken. Da ist es auch nicht verwunderlich, dass sich diese unbekannte Erkrankung zunächst wie ein Buch mit sieben Siegeln vor einem ausbreitet.

Wenn man weiß, dass die Polyneuropathie eine der häufigsten auftretenden Nervenerkrankungen ist, dann ist es allerdings etwas überraschend, wie wenig bekannt diese Krankheit im Allgemeinen ist.

Besonders häufig trifft die Erkrankung Personen, die an Diabetes leiden oder übermäßig Alkohol trinken. Auch Infektionen und chronische Vergiftungen können Auslöser sein. Gerade letzteres wird allzu oft übersehen, beziehungsweise wird viel zu selten überprüft, ob Schwermetalle oder andere Umweltgifte zur Entstehung der Polyneuropathie beigetragen haben.

Viel zu oft wird bei Polyneuropathie-Patienten nämlich gar keine Ursache festgestellt. Bei dieser Patientengruppe weiß niemand, warum es überhaupt zu der Erkrankung gekommen ist. Das ist für die Patienten nicht nur unbefriedigend, sondern auch sehr bedauerlich, wird es doch umso schwieriger, die Erkrankung adäquat zu behandeln. Ist nämlich eine Ursache bekannt, kann man diese angehen und dadurch das Fortschreiten der Erkrankung erfolgversprechender aufhalten.

Überhaupt ist es wichtig, bei der Polyneuropathie auch selbst die Zügel in die Hand zu nehmen, möglichst viel über die Erkrankung herauszufinden. Sich Informationen zu beschaffen und dadurch aktiv das Krankheitsgeschehen mit beeinflussen zu können, das ist bei der Polyneuropathie eine ganz wichtige Ausgangsbasis, um Verbesserungen der Symptome zu erreichen.

Das ist allerdings leichter gesagt als getan, denn die Erkrankung fordert auf vielen Ebenen und nicht nur den betroffenen Patienten selbst, sondern auch die nahen Angehörigen. Überhaupt sind sie es, die ermessen können, was die Krankheit eigentlich bedeutet.

Denn sie sind es, die jeden Tag aufs Neue erleben, was diese Krankheit aus dem Betroffenen und seiner ganzen Familie machen kann. Sie erleben, zu welch enormer Belastung sich die Krankheit für alle Beteiligten entwickeln kann, mit welchen kleinen Fortschritten und Rückschlägen man täglich zu kämpfen hat, und mit wie viel Hoffnung man nach immer neuen und noch so kleinen Strohhalmen greift.

Genau das ist es, was ich selbst durch die Erkrankung eines sehr engen Familienangehörigen seit einigen Jahren erlebe. Und genau das ist es auch, was mich veranlasst hat, dieses Buch zu schreiben. Denn ich weiß, wie alleingelassen und hilflos man sich mit dieser schwerwiegenden Krankheit fühlen kann.

Als ich mich erstmals mit dem Krankheitsbild der Polyneuropathie beschäftigte, stieß ich schnell an Grenzen, denn ich stellte sehr bald fest, dass es hierzu keine aktuelle Literatur für Betroffene gibt. Alles, was ich an Büchern aufstöberte, war in schwer verständlichen medizinischen Sätzen geschrieben, wo ich schon nach wenigen Seiten die Lust verlor, mich weiter durch das Buch zu kämpfen. Da mich jedoch mein Wunsch, den Gesundheitszustand zu verbessern oder die Krankheit zumindest aufzuhalten, Tag und Nacht antrieb, beschäftigte ich mich dennoch unermüdlich mit der Polyneuropathie.

Keine Frage - es war und ist ein mühsamer Weg, von vielen Versuchen, Irrtümern, Hoffnungen und Niederlagen begleitet. Und auch trotz meiner eigentlich sehr umfangreichen medizinischen Kenntnisse, die ich aufgrund meiner eigenen langjährigen chronischen Vergiftung und MCS (Multiple chemische Sensibilität) sowie meiner zahlreichen veröffentlichten Gesundheitsbücher im Laufe vieler Jahre zusammengetragen hatte, musste ich feststellen: Es gibt kein Allheilmittel für eine Polyneuropathie. Vielmehr gibt es viele kleine Puzzleteilchen, die man sinnvoll zusammenfügen kann, um der Polyneuropathie etwas entgegenzusetzen.

Dabei braucht man viel Geduld um festzustellen, welche Maßnahmen am sinnvollsten sind, um die Polyneuropathie in den Griff zu bekommen und den Alltag zu erleichtern. Und man braucht das nötige Wissen, um der Erkrankung nicht kampflos ausgeliefert zu sein.

Genau dabei soll Ihnen dieses Buch helfen. Informieren Sie sich in diesem Buch, auf was Sie achten sollten, um den Krankheitsverlauf aufhalten zu können.

Nutzen Sie auch die zahlreichen Anregungen, wie Sie möglicherweise die Ursache Ihrer Polyneuropathie herausfinden, wenn diese noch nicht bekannt ist.

Profitieren Sie außerdem von den vielen Tipps aus der Sicht einer Betroffenen und aus dem Bereich der Naturheilkunde. Bewusst habe ich weitestgehend auf komplizierte Fachausdrücke verzichtet, um Ihnen einen leicht verständlichen Ratgeber zur Selbsthilfe an die Hand zu geben, der Ihnen eine wirklich wertvolle Hilfe sein soll.

Ihre Sigrid Nesterenko

WIDMUNG

Dieses Buch widme ich meiner Mutter zu ihrem 80. Geburtstag. Ohne sie wäre dieses Buch niemals entstanden, denn erst durch sie wurde ich mit diesem komplizierten Krankheitsbild unmittelbar konfrontiert.

Was ist eine Polyneuropathie (PNP)?

Eine Polyneuropathie wird der Gruppe der Nervenerkrankungen zugeordnet. Das Wort Polyneuropathie kommt aus dem Griechischen und setzt sich aus poly (viele) und Neuropathie (Nervenerkrankung) zusammen, was man sinngemäß mit ‚Viele Nerven sind erkrankt' übersetzen kann. Demnach sind bei einer Polyneuropathie immer mehrere Nerven gleichzeitig betroffen.

Von einer Mononeuropathie spricht man hingegen, wenn nur ein einziger Nerv geschädigt ist, doch sind diese Fälle eher selten.

Eine Polyneuropathie ist eine Erkrankung der peripheren Nervenbahnen, also den Bereichen des Nervensystems, die sich außerhalb des Rückenmarks und des Gehirns befinden. Diese Nerven verbinden das Zentralnervensystem mit Sinnesorganen, Muskeln und den inneren Organen. Insbesondere bei den längsten Nerven des peripheren Nervensystems der Extremitäten entstehen Schädigungen. Durch die Erkrankung kommt es zu einer Rückbildung und damit Schädigung des peripheren Nervensystems.

Die im Zuge der Polyneuropathie auftretenden Symptome äußern sich überwiegend durch Beschwerden an den Extremitäten, wobei besonders die Beine stark betroffen sind. Der Beginn der Erkrankung äußert sich bei vielen Betroffenen zunächst durch Taubheitsgefühle und Ameisenkribbeln in den Unterschenkeln sowie Schwindelgefühle. Im späteren Verlauf treten Schmerzen in den Nerven auf, die bei vielen Patienten mit schmerzhaften Entzündungen einhergehen. Wenn die Entzündungen sehr im Vordergrund stehen, spricht man auch von einer Polyneuritis.

Bei der Polyneuropathie sind meistens die Nerven in beiden Beinen symmetrisch betroffen. Durch die Sensibilitätsstörungen kommt es zu einer verminderten Schmerz- und Berührungswahrnehmung und einem gestörten Temperaturempfinden.

Mit Ausnahme von akuten Vergiftungen verläuft die Polyneuropathie in der Regel mit einer langsam voranschreitenden Symptomatik, die sich im Laufe der Zeit stetig verschlimmert. Zurückgeführt wird dies auf den allmählichen Abbau der peripheren Nerven.

Im fortgeschrittenen Stadium können größere neurologische Ausfälle hinzukommen, die bis zu Lähmungen führen können. Schwerwiegendere neurologische Schäden beginnen oftmals mit Gangunsicherheiten, weil durch die defekten Nervenbahnen das Gleichgewichtszentrum gestört ist. Besonders bei älteren Patienten besteht dann eine erhöhte Sturzgefahr.

Da viele andere Erkrankungen ähnliche Symptome hervorrufen können, ist eine gründliche Diagnose unbedingt erforderlich. Denn Fehldiagnosen würden nicht nur zu falschen Therapien führen, sondern auch wertvolle Zeit verstreichen lassen. Dies kann bei einer Polyneuropathie zu fatalen Folgen führen, weil eine frühzeitige Behandlung einen günstigeren Krankheitsverlauf ermöglichen kann.

Je nach Ausprägung und Stadium der Erkrankung kann es zu einer sehr starken Beeinträchtigung des Alltags kommen, indem diffuse Missempfindungen, Gangunsicherheiten und chronische Schmerzen zu einer deutlichen Reduzierung der Lebensqualität führen. Nicht selten kommen noch weitere Beschwerden wie beispielsweise das Restless Legs Syndrom (LGS) hinzu.

Die Vielfalt der Polyneuropathien und ihre verschiedenen Erscheinungsformen sind von Schwierigkeiten gekennzeichnet, eine kausale medikamentöse, langfristig erfolgversprechende Behandlung anzubieten. Obwohl mittlerweile Tausende Menschen von einer Polyneuropathie betroffen sind, gibt es aus schulmedizinischer Sicht für die meisten Betroffenen immer noch keine therapeutische Möglichkeit, den Krankheitsverlauf zu stoppen oder bereits eingetretene Schäden rückgängig zu machen.

Da es über 200 verschiedene Ursachen für eine Polyneuropathie gibt, ist es in vielen Fällen nicht einfach, den tatsächlichen Grund der Erkrankung herauszufinden. Ausnahmen bilden hier die durch Diabetes und Alkoholmissbrauch entstandenen Polyneuropathien. Am häufigsten tritt die Polyneuropathie als Folgeerkrankung von Diabetes auf, aber auch bei einem regelmäßigen Alkoholmissbrauch und einer schweren Nierenfunktionsstörung (Urämie).

Sehr häufig entstehen Nervenschädigungen auch durch Herpeserreger, Borrelien und HIV. Aber auch rheumatologische Erkrankungen, toxisch wirksame Substanzen wie Schwermetalle, Medikamente, Lösungsmittel, Pestizide und viele mehr können eine Polyneuropathie auslösen. Doch allzu oft wird die Ursache der Polyneuropathie übersehen, was die Behandlung der Erkrankung deutlich erschwert und die Prognose ungünstig werden lässt.

Und egal, welche Ursache letztendlich zugrunde liegt – alle Krankheitsauslöser führen bei einer Nichtbehandlung schließlich zu dem gleichen Ergebnis, nämlich der Zerstörung der Nerven.

Allerdings entsteht die Nervenschädigung durch verschiedene Mechanismen. Während bei der alkoholbedingten Polyneuropathie das Rückenmark geschädigt wird und es hierdurch zu einer Störung der Nervenreizleitung kommt, entwickelt sich die Nervenzerstörung bei der Diabetes-Polyneuropathie durch eine Zerstörung der blutversorgenden Gefäße. Infolgedessen kommt es zu einer Unterversorgung und damit Schädigung der Nerven.

Insgesamt wird die Prognose einer Polyneuropathie als nicht sehr günstig bewertet, weil die Symptome in den meisten Fällen nur gelindert, aber nicht komplett beseitigt werden können. Dies gilt insbesondere für Polyneuropathien, für die keine Ursache gefunden wird und somit keine adäquate Behandlung stattfinden kann. Je beherrschbarer jedoch die jeweilige Grunderkrankung ist, die zur Polyneuropathie geführt hat, desto günstiger kann die Behandlung gesehen werden.

Bekommt man beispielsweise bei Diabetes den Blutzuckerspiegel in den Griff, oder verzichtet ein Alkoholiker auf Alkohol, so wirkt sich das positiv auf die Polyneuropathie aus. Die Behandlung der Grunderkrankung bildet also immer die Basis einer Polyneuropathie, vorausgesetzt, diese Grunderkrankung ist bekannt.

Symptome

Symptome, die aufgrund einer Polyneuropathie auftreten, werden durch Schäden der vegetativen, motorischen und sensiblen Nervenfasern ausgelöst.

Die Polyneuropathie zeigt sich bei jedem Betroffenen in einer anderen Ausprägung und mit unterschiedlichen Symptomen, die sich in verschiedenen Körperregionen bemerkbar machen können. Abhängig ist dies davon, wie viele Nervenbahnen geschädigt, in welchen Regionen die Schäden lokalisiert sind und um welche Art von Nervenfasern es sich handelt. Auch die zugrundeliegende Ursache und das Alter der Person spielen eine wesentliche Rolle.

Der diabetische Polyneuropathie-Patient klagt beispielsweise über Symptome wie Taubheitsgefühle, Kribbeln, als würden Ameisen über Arme und Beine laufen, bis hin zu Lähmungen. Bei einer Vielzahl von Betroffenen gesellen sich unerträgliche Schmerzen hinzu.

In aller Regel beginnen die Symptome an den äußersten Gliedmaßen, wie Fingerspitzen und Füßen. Im Verlauf der Erkrankung werden dann weitere Körperteile betroffen. Auch nächtliche Muskelkrämpfe in den Beinen, Empfindungsstörungen in den Füßen und Händen und auch Schwankschwindel werden nicht immer sofort mit einer Polyneuropathie in Verbindung gebracht.

Bei den meisten Betroffenen sind es die Schwäche und Missempfindungen der Beine, die anfangs auf die Krankheit aufmerksam machen. Was zunächst mit harmlos anmutendem Kribbeln und Ameisenlaufen in den Beinen beginnt, kann sich zu Taubheitsgefühlen in den Extremitäten weiterentwickeln und im schlimmsten Fall sogar zu schwerwiegenden Lähmungen führen.

Ein sehr großes Problem der Polyneuropathie ist die Tatsache, dass frühzeitige Warnzeichen, die im Anfangsstadium auftreten, oftmals nicht ernst genug genommen werden. Symptome wie kribbelnde, brennende oder einschnürende Missempfindungen werden ignoriert, dem natürlichen Alterungsprozess oder einer anderen vorhandenen Krankheit zugeschrieben.

Die auftretenden Symptome sind nicht gleichbleibend stark ausgeprägt, sondern variieren sehr. So können sich auch Episoden mit starken Beschwerden mit beschwerdefreien Phasen abwechseln. Einige Betroffene erfahren hingegen kaum Verbesserungen, sondern werden mit einem sich kontinuierlich verschlechternden Krankheitsbild konfrontiert.

Zu Beginn der Erkrankung treten die Symptome in der Regel in beiden Beinen auf. Mit dem Fortschreiten der Krankheit weiten sich die Symptome dann in andere Bereiche des Körpers aus, wobei hier meistens die Arme betroffen sind. In Einzelfällen beginnen die Symptome im Kopf oder in den Armen und breiten sich von dort in die Beine aus.

Die Beschwerden werden von einer Schwäche in den betroffenen Körperregionen begleitet, wobei häufig ein Empfinden, wie von Nadeln gestochen zu werden, auftritt. Dabei sind die Reflexe meistens vermindert oder fehlen sogar ganz. In Ruhe verstärken sich die Symptome mehr als während einer körperlichen Belastung, insbesondere gilt dies für Beinbeschwerden.

Das Beschwerdebild wird noch wesentlich umfangreicher, wenn das vegetative Nervensystem mitbeteiligt ist (autonome Polyneuropathie). In diesem Zusammenhang können beispielsweise Herzrhythmusstörungen, Schwindel oder Blasenstörungen auftreten.

Als besonders gefährlich gelten Nervenschädigungen am Herz, weil diese zu einem plötzlichen Herztod führen können.

Der Ort der auftretenden Symptome erlaubt oftmals auch Rückschlüsse auf die Ursache. In der Praxis hat sich beispielsweise gezeigt, dass Polyneuropathien, die als Folge einer Vergiftung auftreten, hauptsächlich Missempfindungen in den Zehen beider Füße auslösen. Die Medizin spricht hier von einem symmetrischen Verteilungsmuster.

Schmerzen

Wenn es um eine Rangfolge der Polyneuropathie-Symptome geht, dann stehen „Schmerzen" ganz weit oben auf der Liste. Nervenschmerzen, zunächst an den Füßen und Beinen und im späteren Verlauf an den Händen und Armen, gelten als Leitsymptome der Polyneuropathie. Aufgrund der großen Qualen, die dies für viele Patienten bedeutet, könnte man sie buchstäblich gesehen auch als „Leidsymptome" bezeichnen.

Die bei der Polyneuropathie auftretenden Schmerzen werden durch geschädigte Nerven verursacht und werden demzufolge auch als Nervenschmerzen bezeichnet. Wie sich die Schmerzen äußern, ist davon abhängig, welche Nerven in welcher Intensität geschädigt sind. Insgesamt kommt es bei den Patienten zu einer erhöhten Schmerzempfindlichkeit, in deren Folge schon geringste Berührungen zu Schmerzen führen können.

Je nach Ausprägung und Schweregrad der Polyneuropathie nehmen die Schmerzen für Außenstehende eine unermessliche Stärke an. Sie sind es auch, die bei den Betroffenen zu einer besonders starken Beeinträchtigung der Lebensqualität führen. Aufgrund ihrer Intensität überlagern sie oftmals all die anderen Symptome, die infolgedessen als weniger belastend empfunden werden. Je länger und intensiver diese Schmerzen anhalten, umso gnadenloser treten sie in Erscheinung. All das begleitet von der ständig präsenten Angst, die Schmerzen lebenslänglich ertragen zu müssen.

Wie sich die Schmerzen äußern, ist von Patient zu Patient unterschiedlich. So werden sie als scharf, brennend, reißend, einschießend, spitz, elektrisierend, aber auch als diffus bezeichnet. Manche vergleichen die Schmerzen mit Barfußlaufen über Glasscherben, mit Messerstichen oder Stromschlägen. Bei einigen Betroffenen sind die Schmerzen weniger stark ausgeprägt, und werden eher als eine lästige Empfindung wahrgenommen, die wie krabbelnde Ameisen beschrieben werden. Derartige Schmerzformen und Empfindungen können gemeinsam auftreten oder sich überschneiden.

Während einige Patienten nur vorübergehende Schmerzphasen oder Spontanschmerzen erleben, kommt es bei anderen zu dauerhaften Schmerzen. Diese können rund um die Uhr präsent sein, aber auch nur zu bestimmten Tages- oder Nachtzeiten. Besonders oft werden die Schmerzen vor dem Schlafengehen und nachts beklagt.

Chronische Schmerzen ertragen zu müssen, hat für viele Betroffene weitreichende Folgen. Besonders häufig resultieren hieraus Schlafstörungen, Ängste und Depressionen. Denn auch wenn in den Medien oft zu lesen ist, dass heutzutage niemand mehr unter Schmerzen leiden müsse, so sieht die Situation in der Praxis doch leider anders aus. Nicht immer greifen die

Schmerzmedikamente in dem Umfang, wie sich das Arzt und Patient erhoffen. Oder aber die passende Medikation wird erst nach einem langen Behandlungsmarathon und unermüdlichem Ausprobieren verschiedener Wirksubstanzen gefunden. In diesen Fällen besteht die Schmerztherapie aus mehreren Komponenten wie medikamentösen und nicht-medikamentösen Maßnahmen, was in der Fachsprache als multimodale Schmerztherapie bezeichnet wird und nichts Anderes heißt, als dass eine einzelne Therapieform nicht ausreichend für einen Behandlungserfolg ist.

Missempfindungen

Neben den Schmerzen an Füßen, Beinen, Händen und Armen zeigen sich hier häufig auch Missempfindungen. Diese werden durch die Schädigung der sensorischen Nerven verursacht und äußern sich durch Kribbeln, Taubheit, fehlendes Temperaturempfinden und eine erhöhte oder herabgesetzte Schmerzempfindlichkeit.

Was mitunter im Alltag zu durchaus lustigen Gegebenheiten führen kann, ist in Wahrheit eine nicht nur lästige, sondern sogar sehr ernste Angelegenheit. Während es noch etwas putzig anmuten kann, wenn jemand bei der Berührung bestimmter Stoffe oder Materialien Missempfindungen zeigt, so ist es weitaus bedenklicher, wenn jemand nicht mehr spürt, dass er sich eine ernsthafte Wunde oder Verletzung zugezogen hat oder zu heiße oder zu kalte Temperaturen nicht mehr wahrnimmt. Die Gefahr, dass es hierdurch zu Verbrennungen oder Erfrierungen kommt, ist nicht zu unterschätzen.

Schlafstörungen

Schlafstörungen sind bei Polyneuropathie-Patienten sehr weit verbreitet, und manch einer kann sich kaum noch an eine durchweg erholsame Nacht erinnern. Von der diabetischen Polyneuropathie weiß man, dass ca. 70% der Betroffenen von Schlafstörungen betroffen sind. In Kombination mit den chronischen Schmerzen bedeuten die Schlafstörungen oft eine große Belastung.

Stundenlang liegt man im Bett, blickt alle paar Minuten verzweifelt auf den Wecker und bekommt Panik, weil es schon wieder so spät ist, und man sich immer noch mit Schäfchenzählen beschäftigt. Und dann noch die Schmerzen in den Füßen, den Beinen, manchmal sind es auch die Hände und Arme. Und auch wenn man mal keine Schmerzen verspürt, dann sind sie trotzdem da – die schlaflosen Nächte.

Die schlechte Schlafqualität ist nicht nur durch schwieriges Einschlafen gekennzeichnet, sondern auch durch Durchschlafstörungen. In Folge dieser unruhigen Nächte wacht man morgens gerädert auf und hat das Gefühl, als wäre man gerade erst zu Bett gegangen. Man schleppt sich ins Badezimmer und kann sich beim Zähneputzen kaum auf den Beinen halten, weil alles wie auf einem Kreuzfahrtschiff zu wanken scheint.

Was manchmal etwas lustig anmuten mag, ist allerdings eine ernste Angelegenheit. Schlafstörungen werden oft als ein lästiges Übel gesehen und bagatellisiert gemäß dem Motto „die hat ja jeder". Doch mit dieser lapidaren Feststellung wird man den schlafgeplagten Menschen in keiner Weise gerecht. Schlaflose Nächte sind nämlich nicht nur sehr lästig und zermürbend, sondern auch gesundheitsbedrohlich. So kann sich eine schlechte Schlafqualität auf den Verlauf der Polyneuropathie ungünstig auswirken.

Erholsamer Schlaf ist für den Organismus nicht nur wichtig, um am nächsten Tag wieder fit für den Alltag zu sein, sondern er ist unverzichtbar, um sich regenerieren zu können. So ist Schlaf unverzichtbar für die Gesunderhaltung und den Gesundungsprozess bei einer bestehenden Erkrankung. Die Redewendung „sich gesund schlafen" kommt nicht von ungefähr, sondern resultiert aus der Erkenntnis, dass während des Schlafes wichtige regenerative Prozesse im Körper vonstattengehen.

Dies geschieht, indem verschiedene körperliche Programme während der Schlafphase in ihrer Aktivität reduziert werden wie z. B. die Atmung, der Herzschlag und die Muskelaktivität. Andere Funktionen und Organe fahren hingegen während des Schlafens auf Hochtouren und arbeiten in dieser Phase besonders intensiv. Hierzu zählen beispielsweise die Leber und das Hormonsystem.

Wer seine Schlafstörungen nicht ernst genug nimmt und sich nicht bemüht, diese zu lindern oder zu beseitigen, läuft Gefahr, sich langfristig gesundheitlich sehr zu schaden. Denn es ist nachgewiesen, dass durch eine unzureichende Schlafqualität häufiger Krankheiten auftreten, eine geringere Lebenserwartung besteht und das Immunsystem beeinträchtigt wird.

Somit können Schlafstörungen nicht nur zu einer kurzfristigen körperlichen und seelischen Belastung und Einschränkung der Lebensqualität führen. Sie können vielmehr auch ernsthafte gesundheitliche Folgeerscheinungen auslösen, weil der Körper durch den Schlafentzug aus seinem Gleichgewicht gerät. Die hieraus resultierenden gesundheitlichen Folgeerscheinungen werden häufig unterschätzt und nicht mit dem Schlafmangel in Verbindung gebracht.

Dabei sind Symptome wie Bluthochdruck, Tagesmüdigkeit, Magen-Darmstörungen und Kopfschmerzen nur einige der möglichen auftretenden Folgen.

Zu wenig Schlaf kann auch die Entstehung von Entzündungen begünstigen. Aber auch eine Schwächung des Immunsystems kann aufgrund von chronischem Schlafmangel auftreten. Denn insbesondere nachts arbeitet das Immunsystem auf Hochtouren. Es kommt zu einer vermehrten Ausschüttung von immunaktiven Stoffen und der natürlichen Killerzellen, die zur Steigerung der Immunabwehr benötigt werden. Diese reduzierte Produktion führt schließlich dazu, dass der Körper anfälliger für Infektionen und Krankheiten wird und sich gegen viele eindringenden Erreger kaum noch zur Wehr setzen kann.

Auch das Nervensystem wird angegriffen, denn der Schlaf ist die Zeit, in der normalerweise die Regeneration der Neuronen erfolgt. Dies sind die Bahnen, über welche die Steuerung von willkürlichen und unwillkürlichen motorischen Bewegungen vor sich geht. Als Folge kann der Körper schmerzempfindlicher werden, was auch mit Gefühlsstörungen in den Armen und Beinen einhergehen und somit zu einer Verschlimmerung der Polyneuropathie-Symptomatik führen kann.

Auch die Abgabe vieler Hormone, durch welche verschiedene Körperfunktionen reguliert werden, richtet sich am Schlafrhythmus aus. Besonders das in der Nebennierenrinde produzierte Stresshormon Cortisol wird in Mitleidenschaft gezogen. Bei zu wenig Schlaf erhöht sich der Cortisolspiegel dauerhaft, was den Körper in die Situation von Dauerstress führt. Dies wiederum hat zur Folge, dass der Blutzuckerspiegel ansteigt, was ein Problem für Diabetiker ist.

Überhaupt können sich Schlafstörungen ungünstig auf Diabetes auswirken. So kann es durch Schlafmangel zu einer Insulinresistenz kommen, sodass die Entstehung von Diabetes begünstigt wird.

Darüber hinaus ist bekannt, dass ein starker Zusammenhang zwischen Schlafstörungen und Depressionen besteht. Schlafentzug führt zu innerer Unausgeglichenheit, Reizbarkeit, Konzentrationsproblemen sowie motorischen Störungen, wodurch es oft zu Unfällen und auch Problemen im persönlichen sowie beruflichen Bereich kommt. Somit stellen Schlafstörungen bei einer Polyneuropathie ein ernsthaftes Problem dar, durch das die Betroffenen in ihrem gesamten Lebensbereich zusätzlich beeinträchtigt werden.

Dementsprechend ist es bei der Polyneuropathie so wichtig, sich nicht einfach mit den Schlafstörungen abzufinden, sondern sie ernst zu nehmen und sie zu beseitigen. Damit dies gelingt, ist es wichtig, sich auf die Suche nach der

Ursache zu begeben. Im Allgemeinen gibt es für Schlafstörungen zahlreiche Auslöser, bei der Polyneuropathie werden sie jedoch meistens durch die nächtlichen Schmerzen ausgelöst oder durch Nebenwirkungen bestimmter Medikamente.

Müdigkeit und Erschöpfung

Viele Menschen fühlen sich müde, erschöpft und ausgelaugt. Es scheint ein Phänomen unserer Zeit zu sein, für manche ist es nur von vorübergehender Dauer, für viele Polyneuropathie-Patienten jedoch sind sie ein alltäglicher Begleiter. Und zwar ein so vereinnahmender, dass dies zu einer starken Beeinträchtigung der Lebensqualität führt. Das ganze Leben wird aufgrund der fehlenden Energie als Last und große Mühe empfunden. Und zwar nicht nur ein paar Tage lang, sondern dieser Zustand verbleibt wochenlang oder sogar viele Monate.

Hierzu muss man wissen, dass diese Art der Müdigkeit weit entfernt von derjenigen ist, die jeder gesunde Mensch in seinem Leben auch hin und wieder erlebt. Sie ist nicht nur anders, sondern sie fühlt sich auch ganz anders an. Denn sie ist so stark ausgeprägt, dass sie sogar ohne körperliche Anstrengungen auftritt und phasenweise die Bewältigung des Alltags kaum noch zulässt.

Während sich herkömmlich bekannte Müdigkeit durch ausreichenden Schlaf schnell beheben lässt, ist dies bei Personen mit Polyneuropathie nicht möglich. Weder ein regelmäßiger 10-stündiger Schlaf, noch ein langer Erholungsurlaub oder andere Maßnahmen, bei denen sich der Körper regenerieren könnte, führen zu dem Ziel, sich von der lästigen Erschöpfung zu befreien. Und selbst wenn sich kurze Episoden zeigen, in denen wundersamer Weise mehr Energie zur Verfügung steht, dann kann man ziemlich sicher sein, dass diese nicht von langer Dauer sein werden. Kaum hat man wahrgenommen, dass die Müdigkeit verschwunden ist, ist sie auch schon wieder zurück.

Schon beim Aufstehen ist man so kaputt, dass man nicht weiß, wie man den bevorstehenden Tag eigentlich überstehen soll. Man kann trotz eisernem Willen zu nichts aufraffen, es ist so, als hätte jemand einen Stecker gezogen. Stromausfall, der Akku ist leer.

Irgendwie hangelt man sich also durch den Tag, immer in der Hoffnung, der nächste Tag werde ein besserer. Doch allzu oft erfüllt sich diese Hoffnung nicht, sondern wird von Frust und Enttäuschung überlagert, wenn die Müdigkeit stattdessen wie immer den Alltag bestimmt. Immer und ständig kämpft man gegen dieses lähmende Gespenst an.

Die Ursachen für die unliebsame Müdigkeit, die auch als Abgeschlagenheit, Erschöpfung und Antriebslosigkeit bezeichnet wird, sind unterschiedlich, und nicht immer ist es nur ein einzelner Auslöser. Bei vielen Patienten spielen die schlaflosen Nächte eine große Rolle, die durch die nächtlichen Schmerzen ausgelöst werden. Hinzukommen häufig Medikamenten-Nebenwirkungen, die in Verbindung mit Schmerzmitteln stehen.

Obwohl das Phänomen der extremen Müdigkeit bei vielen Polyneuropathie-Patienten auftritt, und es sich hier also nicht um Einzelfälle handelt, wird diesem Problem im Praxisalltag zu wenig Rechnung getragen. Dies beginnt schon damit, dass die Müdigkeit allzu oft übersehen wird oder nicht ernst genug genommen wird, obwohl sie für die Betroffenen einen enormen Leidensdruck bedeutet. Und trifft man dennoch auf Gehör und Verständnis, dann scheitert eine erfolglose Behandlung der so bedrückenden Erschöpfung häufig daran, dass es kein „Patentrezept" gibt, um die verloren gegangenen Lebensgeister zu reanimieren. Dennoch sollte man nicht verzweifeln, denn mit ein bisschen Geduld und den individuell passenden Maßnahmen gibt es durchaus Hoffnung auf Besserung.

Depressionen

Depressionen sind bei chronischen Erkrankungen gehäuft anzutreffen, auch die Polyneuropathie ist davor nicht gefeit. Man muss hier bedenken, dass eine schwer verlaufende Polyneuropathie zu einer deutlichen Minderung der Lebensqualität führt. Die reduzierte Leistungsfähigkeit, die eingeschränkte Mobilität, das Angewiesensein auf Hilfe anderer Menschen und die ständige Müdigkeit können auf Dauer sehr zermürbend wirken und die Psyche stark belasten. Häufig treten die Depressionen auch aufgrund der chronischen Schmerzen auf, wenn diese durch verschiedene Therapiemaßnahmen nicht in den Griff zu bekommen sind.

Hatte man zu Beginn der Erkrankung noch die große Hoffnung, dass sich der Gesundheitszustand im Laufe der Zeit verbessern wird, so läuft man Gefahr, spätestens dann in eine depressive Phase zu geraten, wenn kein Fortschritt der Gesundung mehr festzustellen ist. Auch eine Verschlimmerung des Zustandes kann diesen Effekt auslösen.
Die in diesem Zusammenhang auftretende Depression kann den gesamten Lebensbereich betreffen und das Privatleben als auch den Arbeitsplatz stark

beeinträchtigen. Das stetige Gefühl von Traurigkeit, innerer Leere, Verzweiflung und Zukunftsangst sind typische Anzeichen, die bei einer Depression entstehen können.

Allgemein wird meistens angenommen, dass eine Depression ‚nur' die Gemütslage und das Wohlbefinden betrifft. Dies ist jedoch nur ein Teilaspekt einer Depression, denn auch das Schlafvermögen und Essverhalten werden beeinträchtigt. Man erkennt dies daran, dass Depressionen häufig mit gravierenden Schlafstörungen und Appetitverlust einhergehen.

Als besonders depressionsgefährdet gelten Betroffene, die noch relativ jung sind, im Arbeitsleben stehen und in ihrem Alter natürlich noch nicht mit schweren Erkrankungen gerechnet haben. Mit abnehmender Leistungsfähigkeit kommt irgendwann Panik auf, dass man mittelfristig seinen Beruf nicht mehr ausüben und sich seinen Lebensplan nicht erfüllen kann. Und auch das Umfeld jüngerer Menschen ist noch nicht mit dem Phänomen „chronischer Krankheiten" in dem Maße konfrontiert, als dass sie dem Betroffenen entsprechend begegnen könnten.

Dennoch fällt dem Umfeld die depressive Gemütslage oftmals wesentlich eher auf als dem Betroffenen selbst. Es gibt allerdings auch die umgekehrte Situation, in der die Betroffenen ihre Depression derart gut kaschieren können, dass das Umfeld überhaupt nichts davon mitbekommt und nicht einen Hauch einer Ahnung davon hat, dass eine bedrohliche Depression vorliegt.

Eine seelische Betreuung kann bei vielen Polyneuropathie-Patienten zu einer besseren Akzeptanz der Erkrankung und einem milderen Krankheitsverlauf verhelfen. Wenn Sie das Gefühl von Hoffnungslosigkeit haben, sprechen Sie Ihren Arzt unbedingt darauf an. Lassen Sie sich aber nicht mit der Verschreibung von Antidepressiva abspeisen, sondern legen Sie Wert darauf, dass Ihnen eine therapeutische Gesprächstherapie ermöglicht wird.

Die bekanntesten Symptome von A - Z:

- Abgeschlagenheit
- Brennende und stechende Schmerzen in Ruhephasen und nachts
- Burning Feet (brennende Fußsohlen)
- Depressionen
- Empfindungsstörungen in den Händen und Füßen
- Erektionsprobleme
- Ermüdung der Beine
- Erschöpfung
- Fehlender Achillessehnen-Reflex
- Gangunsicherheit
- gestörtes Schweißverhalten (Sudomotorik)
- Gleichgewichtsstörungen
- Hautveränderungen an belasteten Stellen wie Fußsohlen
- Herzrhythmusstörungen
- Kälte- und Hitzegefühle in den Händen und Füßen aufgrund von Durchblutungsstörungen
- körperlicher Leistungsabfall
- Kribbeln, Brennen, Ameisenlaufen in Händen und Füßen
- leichte Ermüdbarkeit der Beine
- Lähmungen
- Missempfindungen in Händen und Füßen
- Mundtrockenheit
- Muskelschwund und Muskelschwäche
- Nervenschmerzen
- nächtliche Muskelkrämpfe in den Beinen
- Schlafstörungen
- Schwankschwindel
- Schweißausbrüche
- Schwellungsgefühl

- Sehstörungen
- Sensibilitätsstörungen und Störungen des Tastsinns
- Störungen der Blasenfunktion mit Inkontinenz, Restharnbildung oder unkontrollierter Harnabgang
- Störungen der Blutdruckregulation
- Symptomverbesserung des Brennens in den Füßen durch Bewegung oder Abkühlung
- Übelkeit
- unangenehmes Temperaturempfinden
- Verdauungsprobleme wie Durchfall, Verstopfung, Magenentleerungsstörungen und Erbrechen

Der Krankheitsverlauf – wie ihn Betroffene und Angehörige erleben

Eine Polyneuropathie beginnt nicht immer, aber dennoch bei den meisten Betroffenen ganz langsam und klammheimlich. Sie kommt auf leisen Füßen daher und breitet sich im Laufe mehrerer Monate und Jahre wie eine Krake aus. Alles schreitet in einem langsamen Prozess fort. So langsam, dass man Veränderungen besonders in der Anfangsphase kaum wahrnimmt.

Da sind zunächst die harmlos erscheinenden Missempfindungen in den Füßen und Beinen. Das Kribbeln in den Beinen ist hier das auffallendste Symptom, welches man wahrnimmt. Alles, was in dieser Phase in Erscheinung tritt, fühlt sich so harmlos an. Dass sich diese Bagatellsymptome immer mehr zu einem ausgeprägten und schwerwiegenden Krankheitsbild auswachsen, ahnt man zu dieser Zeit noch lange nicht. Kein Gedanke wird daran verschwendet, dass dies der Beginn einer bedrohlichen Erkrankung sein könnte.

Die Symptome muten anfangs vielleicht sogar noch etwas lustig an, wenn abends die auf einem Stuhl hochgelegten Füße permanent herumzappeln, oder der Betroffene über seine Ameisen berichtet, die da gefühlsmäßig über seine Beine laufen. Und ständig ist da dieses Kribbeln in den Händen und Füßen.

Doch was sich hier auf leisen Pfoten heranschleicht, ist alles andere als harmlos oder gar lustig. Vielmehr hat es einen sehr ernsten Hintergrund und wird zum Leidwesen der Betroffenen oftmals viel zu spät entdeckt. Und fatalerweise erst dann, wenn schon gravierende Schäden der Nerven eingetreten sind, die womöglich bereits zu sehr auffallenden motorischen Störungen führen.

Dem Betroffenen selbst fallen seine körperlichen Veränderungen aber auch in diesem Stadium häufig noch gar nicht auf. Oder zumindest empfindet er sie nicht als so dramatisch, wie sie tatsächlich sind.

Was anfangs vielleicht aufs Alter geschoben wird, lässt sich ab einem gewissen Punkt nicht mehr mit dem ‚normalen Alterungsprozess' erklären. Denn es ist einfach nicht normal, dass man mit Anfang 60 bereits einen Stock benötigt, um seine Gangunsicherheit zu kompensieren. Oder hat es mit dem Alter zu tun, wenn man immer öfter stolpert, hinfällt oder sogar ein paar Treppenstufen herunter stolpert? Oder wenn man sich ständig die Füße an Ecken und Kanten stößt?

Vor den Angehörigen werden diese Hinfallaktionen gerne vertuscht. Durch Zufall stoßen sie dann oft auf derartige Zwischenfälle, wenn da plötzlich doch ein großer blauer Fleck am Oberarm oder Unterschenkel sichtbar wird. So sind es letztendlich auch in vielen Fällen die Angehörigen, denen die stetig zunehmenden oder sich verschärfenden Symptome auffallen. Sie machen sich berechtigterweise Sorgen und drängen energisch auf einen Arztbesuch.

Doch lässt man den Betroffenen allein zu seinem Hausarzt gehen, dann kann es passieren, dass dieser Besuch relativ ergebnislos bleibt. Einerseits wird der Betroffene die Symptome möglicherweise gar nicht in dem Ausmaß darstellen, wie sie tatsächlich sind, und andererseits kann der Arzt womöglich die diffusen und unspezifischen Symptome, die sich insbesondere in der Anfangsphase zeigen, nicht richtig einordnen. Eine umfangreiche Diagnostik bleibt vielleicht aus, sodass keine erklärbare Ursache für die Symptome gefunden wird.

Sicher, nicht jeder Betroffene und auch nicht jeder Arzt reagiert tatsächlich so, wie hier beschrieben. Aber dennoch ist dies eine typische Alltagssituation, wie sie immer wieder vorkommt. Es kann daher wichtig und richtig sein, den betroffenen Angehörigen bei seinem Arztbesuch zu begleiten. So kann man dem Arzt auch seine eigenen Beobachtungen direkt schildern und ihm somit wichtige Anhaltspunkte für seine Diagnostik geben.

Wenn die Krankheit bereits weiter fortgeschritten ist, und umfangreichere Symptome auftreten, wird es für den Arzt leichter, die Polyneuropathie zu diagnostizieren. Dies ist dann der Fall, wenn die Gangunsicherheit sichtbarer wird und möglicherweise schon Beeinträchtigungen der Motorik vorliegen. Übrigens ist die Gangunsicherheit besonders in der Dunkelheit stark ausgeprägt, sodass die Betroffenen sich am liebsten ab der Dämmerung gar nicht mehr draußen aufhalten.

Bei einer durch Polyneuropathie auftretenden Gangunsicherheit haben die Betroffenen meistens das Gefühl, als gingen sie auf Watte oder würden wie auf einem Schiff schwanken. Sie beschreiben ihren Zustand auch häufig so, als würden sie über Sand, Nadeln oder zähflüssigen Asphalt laufen.

Oftmals empfinden sie ihre Beine als schwer wie Blei und haben dabei das Gefühl, sie würden ihre Beine und Füße gar nicht mehr vorwärts setzen können. Dabei empfinden sie oft gar nicht mehr, wie oder wo sie ihre Füße aufsetzen. Für die begleitenden Personen wirkt dies so, als würden sie nicht vollflächig auftreten und mehr tapsen als gehen. Während die Betroffenen selbst beim Spazierengehen in der Gegend herumschauen, sind es dann häufig die besorgten Begleitpersonen, denen dieses Tapsen auffällt. Sie richten ihren Blick meist konsequent Richtung Boden, wo sich die unsicheren tapsigen Schritte des erkrankten Angehörigen abspielen. Gespannt verfolgen sie jeden einzelnen Schritt. Dabei warnen sie vor jeder noch so kleinen Unebenheit, sei es eine Pflastersteinecke, eine niedrige Bordsteinkante, ein Baumast oder eine Pfütze. Die gemeinsamen Spaziergänge werden mit der Zeit für alle Beteiligten mitunter zu einem anstrengenden Unterfangen, und man ist jedes Mal aufs Neue erleichtert, dass unterwegs nichts Bedrohliches passiert ist.

Natürlich nehmen die Angehörigen sämtliche Veränderungen voller Sorge wahr. Mit großer Wahrscheinlichkeit haben sie bisher noch nie etwas von einer Polyneuropathie gehört und machen sich viele Gedanken, wieso diese Gangunsicherheit, der Schwindel und die Gleichgewichtsstörungen auftreten. Vielleicht liegt es am falschen Schuhwerk? Oder wird eine neue Brille benötigt? Ist eine Augenoperation sinnvoll? Liegt es an den neuen Tabletten gegen den Bluthochdruck? Werden die verordneten Medikamente regelmäßig eingenommen? Oder ist es doch der ganz normale Wahnsinn des Älterwerdens?

Als Angehöriger steht man oft sehr hilflos vor dieser Situation. Man schleppt den betroffenen Angehörigen womöglich von einem Arzt zum nächsten, da ist vielleicht von Arthrose in den Knien die Rede, von neuen Kniegelenken, die benötigt würden und von der Herz-Kreislauf-Erkrankung, die schon seit 20 Jahren medikamentös behandelt wird. Verabschiedet wird man dann mit dem Hinweis, dass das Älterwerden halt seine Tücken habe.

Alles in allem sind dies natürlich keine zufriedenstellenden Aussagen. Denn keine davon scheint Hoffnung zu erwecken, dass es irgendwann wieder besser werden könnte. Ganz im Gegenteil – denn im letzten Arztgespräch wurde es angesprochen, dieses bisher am liebsten verdrängte Thema: Ein Rollator muss her. Wenn nicht sofort, dann aber doch in absehbarer Zeit.

Was kein Betroffener, aber auch kein Angehöriger gerne hört, wird trotzdem Wirklichkeit: Immer öfter müssen weitere Hilfsmittel angeschafft werden, um sich noch eigenständig bewegen und den Alltag meistern zu können. Überhaupt wird die Bewältigung des Alltags mit jedem Tag schwieriger. Denn im Rahmen der Polyneuropathie kommt es oftmals auch zu Beeinträchtigungen der Feinmotorik. Das Schließen von Knöpfen oder Reißverschlüssen wird zur täglichen Geduldsprobe, das An- und Ausziehen bereitet große Mühe und Schmerzen, das Öffnen von Flaschen scheitert immer öfter, und selbst das Tippen auf einer Telefontastatur wird zur täglichen Herausforderung.

Darüber hinaus können auch alltägliche Dinge wie die Verdauung oder das Entleeren der Blase zu einer Beeinträchtigung der Lebensqualität führen. Denn sind durch die Polyneuropathie auch die inneren Organe betroffen, so gesellen sich zu den zahlreichen anderen Symptomen auch noch Störungen im Magen-Darm-Bereich und der Blase hinzu. Inkontinenz, Verstopfung, Durchfall, Völlegefühl oder unkontrollierter Harnabgang können dann lästige sowie peinliche Situationen entstehen lassen.

Auch der Toilettengang in einer fremden Umgebung wird zu einer großen Herausforderung. Denn je mehr Nerven- und Muskelschäden bereits eingetreten sind, desto schwieriger wird es, ohne Hilfsmittel wie Haltegriffen oder körperliche Unterstützung durch einen Angehörigen oder Pfleger, von einer zu tief angebrachten Toilettenschüssel wieder aufzustehen. Da überlegt man sich im Vorfeld sehr genau, ob man überhaupt einen Ausflug in sein Lieblings-Café oder zu Bekannten macht, wenn man nicht weiß, wie man den Toilettengang bewältigen kann.

Doch selbst wenn es nur ein kurzer Besuch sein soll, bei dem man vielleicht einen Toilettengang nicht benötigt, kann dies schon zu einer großen Herausforderung werden. Denn wie soll man die 6-stufige Haustreppe ohne Geländer und Rollator bewältigen? Wie soll man bei seiner Freundin auf einem Stuhl sitzen, bei dem man keine Möglichkeit hat, die Beine hochzulegen, wie in seinem Fernsehsessel zuhause? Es scheint, als brächte jeder neue Tag neue Einschränkungen mit sich. Doch nicht jeder Mensch aus dem bisherigen Freundes- und Bekanntenkreis sieht dies genauso. Er sieht den Betroffenen möglicherweise immer nur im Sitzen. Ja, im Sitzen, da ist die Welt ziemlich in Ordnung. Da kann man wie ein ganz gesunder Mensch aussehen, der rege an den Gesprächen teilnimmt. Ja, im Gesicht da sieht man die Polyneuropathie nicht. Aber dass hier ein Pflegefall mit am Tisch sitzt, der seinen Alltag nur mit großer Anstrengung und Einschränkung erlebt, blenden viele der Freunde und Bekannten aus. Besonders diejenigen, für die Themen wie Krankheiten am liebsten gar nicht zum Leben gehören.

Aufgrund der vielen Einschränkungen bringt eine Polyneuropathie häufig mit sich, dass soziale Kontakte zunehmend gemieden werden, und man sich immer weiter zurückzieht. Der Bewegungsradius wird von Monat zu Monat kleiner. War man vor einem Jahr noch in der Lage, ohne Rollator 500 m zu laufen, so schafft man mittlerweile nur noch 100 m mit Rollator. Konnte man vor einigen Monaten noch von Bekannten im Auto mitgenommen werden, so kann so ein Ausflug zu einem gefährlichen Abenteuer werden, und zwar für alle Beteiligten. Denn ohne kräftige körperliche Unterstützung kann man nicht mehr allein in ein Auto einsteigen. Und vom Aussteigen wollen wir hier mal gar nicht sprechen, weil dies meistens eine noch viel größere Herausforderung ist.

Es ist keine Frage – so schleichend wie die Polyneuropathie beginnt, so schleichend nimmt sie Tag für Tag mehr Lebensqualität. So ist es nicht verwunderlich, dass auch die Psyche zunehmend in Mitleidenschaft gerät. Auch Depressionen sind dann nicht mehr weit. Diese tauchen dann meistens auf, wenn keine Hoffnung mehr auf Besserung vorhanden ist. Wenn man nur noch mithilfe von Schmerzmedikamenten über den Tag kommt, wenn man zunehmend auf fremde Hilfe angewiesen ist und man möglicherweise bereits zu einem Pflegefall geworden ist.

Dieser Krankheitsverlauf verdeutlicht leider sehr klar, wie fatal es ist, wenn eine Polyneuropathie erst spät erkannt und therapiert wird.

Es scheint allerdings, als fände eine Polyneuropathie in unserer Gesellschaft irgendwie nicht statt. Oder falls doch, dann wird sie als eine harmlose Erkrankung wahrgenommen, die dem normalen Alterungsprozess geschuldet wird ganz nach dem Motto „wer alt wird, muss auch mit den Konsequenzen rechnen", und da gehört die Beeinträchtigung des Gehvermögens einfach dazu.

Dass sich eine Polyneuropathie jedoch zu so einem schwerwiegenden Krankheitsbild entwickeln kann und infolgedessen eine sehr gravierende Beeinträchtigung der Lebensqualität entsteht, die sich eben nicht nur auf Beinsymptome beschränkt, wird bislang in der Öffentlichkeit noch immer völlig unzureichend berücksichtigt.

Formen und Ursachen der Polyneuropathie

Nicht nur die Symptome, sondern auch die Ursachen und Formen der Polyneuropathie sind so vielfältig, dass man schnell den Überblick verlieren kann. Schätzungen gehen derzeit davon aus, dass es über 200 verschiedene Polyneuropathie-Auslöser gibt.

Bei ca. 25% der Betroffenen wird die Ursache der Polyneuropathie jedoch nicht festgestellt, was in der Fachsprache als idiopathische Polyneuropathien bezeichnet wird. Dass die Ursache der Polyneuropathie häufig nicht erkannt wird, wird darauf zurückgeführt, dass die Krankheit durch zahlreiche Auslöser entstehen kann.

Hinzukommt, dass es so viele Substanzen gibt, die sich untereinander beeinflussen, sodass die auslösende Substanz unter der Vielzahl anderer nicht immer auszumachen ist. Insbesondere, wenn Schadstoffe oder Medikamente ins Spiel kommen, wird die Ursachenforschung oft zu einer großen Herausforderung bzw. bleibt die Ursache sehr häufig im Dunkeln.

Als eine grobe Einteilung der Ursachen bedient man sich der Unterscheidung nach erworbener oder angeborener Form der Polyneuropathie. Im Unterschied zu der angeborenen Form stellen erworbene Polyneuropathien eigentlich keine eigenständige Erkrankung dar, sondern sind immer Folgen oder Symptome einer dahinter liegenden Grunderkrankung.

Demzufolge sind die häufigsten Polyneuropathien nicht angeboren, sondern werden im Laufe des Lebens erworben. In den westlichen Ländern treten die zwei häufigsten Formen der Polyneuropathie als Folgeerkrankung von Diabetes und Alkoholmissbrauch (jeweils ca. 30% der Fälle) auf.

Mit zunehmendem Alter kommt es allerdings zu einer Verschiebung der Ursachen. Während in jüngeren Jahren die alkoholbedingte Polyneuropathie Überhand hat, tritt die Polyneuropathie bei älteren Patienten häufig als Folgeerkrankung von Diabetes, Malabsorption oder aufgrund einer Medikamenteneinnahme auf.

Darüber hinaus kann eine Polyneuropathie auch durch Infektionen wie Borreliose, Herpes oder den Epstein-Barr-Virus ausgelöst werden.

Eine weitere Gruppe ist die der erblichen Polyneuropathien. Diese zeigen meistens einen sehr schicksalhaften Verlauf. Auch mit einer zeitnahen Diagnosestellung kann hier der weitere Verlauf nicht signifikant verbessert werden. Dies umfasst allerdings nur eine sehr kleine Gruppe Betroffener.

Da eine erfolgreiche Therapie der Polyneuropathie auf der Basis der zugrundeliegenden Grunderkrankung erstellt wird, ist es sehr wichtig, die Ursache der Polyneuropathie herauszufinden. Insbesondere, wenn die Erkrankung nicht im Zusammenhang mit hohem Alkoholkonsum oder Diabetes in Verbindung gebracht werden kann, bleibt die Ursache meistens unentdeckt. Infolgedessen besteht die Therapie dann meistens nur aus einer Symptombehandlung, was die Aussichten auf eine Verbesserung deutlich schmälert.

Neben den nachfolgend beschriebenen Ursachen und Formen der Polyneuropathie können auch Erkrankungen zu einer Polyneuropathie führen wie unter anderem ein Lupus erythematodes, Tumorerkrankungen, Gicht und Fettstoffwechselstörungen.

Polyneuropathie durch Alkohol

Heutzutage werden zwar über 200 verschiedene Ursachen diskutiert, die eine Polyneuropathie auslösen können, aber neben der diabetischen Polyneuropathie ist die alkoholbedingte Form mit immerhin 30% die häufigste aller Polyneuropathien. Genau genommen gehört die alkoholische Polyneuropathie zu den toxischen Polyneuropathien, denn sie wird durch das Gift Alkohol ausgelöst.

Eine Verdachtsdiagnose, ob eine alkoholbedingte Polyneuropathie vorliegt, kann durch die Anamnese sowie durch den Schmerzcharakter abgeklärt werden.

Es wird geschätzt, dass ca. 20% aller Alkohol konsumierenden Personen klinische Symptome einer Polyneuropathie zeigen, sodass davon auszugehen ist, dass etwa jeder 5. Alkoholiker im Laufe seiner Krankheit Nervenschäden erleiden wird.

Alkohol ist ein gefährliches Nervengift und schädigt nicht nur das Gehirn und das Rückenmark direkt, sondern auch die periphere Reizleitung. Die in diesem Zusammenhang auftretende Polyneuropathie ist eine der häufigsten Folgeerkrankungen, die durch die Alkoholsucht entsteht.

Da regelmäßiger Alkoholmissbrauch auf den gesamten Organismus negative Auswirkungen hat, tritt eine Polyneuropathie bei Alkoholabhängigen fast nie als ein isoliertes Krankheitsbild auf. Vielmehr ist meistens eine Vielzahl parallel auftretender weiterer Störungsbilder zu beobachten wie beispielsweise Leberschädigungen, psychische Erkrankungen und Unter- bzw. Mangelernährung.

Alkohol ist eine Substanz, die vom menschlichen Körper sehr gut resorbiert wird. Er ist jedoch ein Zellgift und hat nicht nur auf das zentrale Nervensystem (ZNS) eine schädigende Wirkung. Eigentlich nehmen alle Organe im Körper einen Schaden, besonders der Magen, der Darm, die Bauchspeicheldrüse, die Leber, Blutgefäße, die Haut, Fortpflanzungsorgane, und das Gehirn. Auch das Krebsrisiko ist bei Personen, die regelmäßig Alkohol konsumieren im Vergleich zu denjenigen, die abstinent leben, deutlich erhöht.

Bei der alkoholischen Polyneuropathie sind in erster Linie Nerven betroffen, die über sehr lange Leitungsbahnen verfügen. Diese sind symmetrisch verteilt und vor allem in den distalen (von der Körpermitte entfernten) Körperregionen, d. h. jeweils an beiden Händen und Füßen zu finden. Somit spricht man bei dieser Polyneuropathieform auch von einem sogenannten distalsymmetrischen Erkrankungsmuster.

Da es hierbei überwiegend zu Schädigungen der Leitungsbahnen (Axone) und nicht der isolierenden umgebenden Schutzhülle (Myelinscheide) der Nerven kommt, wird dies auch als eine axonale Neuropathie bezeichnet.

Die toxische Wirkung von Alkohol trifft in erster Linie die vom Rückenmark abgehenden Nerven, die sogenannten motorischen Vorderhornzellen, die eine wichtige Funktion für die Signalweiterleitung und Steuerung der Bewegung (Motorik) unserer Muskeln und Gliedmaßen einnehmen. Durch deren Schädigung werden vor allem Muskelschwächen in den Beinen und hier insbesondere in den Waden begünstigt. Die Feinmotorik wird ebenfalls in vielen Fällen beeinflusst, sodass es zu einer Beeinträchtigung der Verrichtung von einfachen alltäglichen Tätigkeiten kommt: So kann es den Betroffenen schwerfallen, Kleidungsstücke anzuziehen, Knöpfe am Hemd zu schließen oder Schnürsenkel zu binden.

Anfangs zeigen sich Symptome wie ein pelziges Gefühl und Kribbeln in den Unterschenkeln und Füßen und Gangunsicherheiten. Auch Wadenkrämpfe, Schmerzen und Taubheitsgefühle in den Beinen können auftreten, die sich auch nachts bemerkbar machen.

Schreitet die Krankheit fort, tritt der Schmerz nicht nur gelegentlich auf, sondern es kommt oftmals zu stechenden Dauerschmerzen an Fingern und Zehen. Schließlich entwickeln sich motorische Ausfälle, sichtbare Gehstörungen und Druckempfindlichkeiten von Nerven.

Im Laufe der Zeit kommt es zu einem vermehrten Absterben der Nervenzellen, infolgedessen die Weiterleitung von Nervensignalen nicht mehr erfolgen kann. Und je weiter die Nervenschäden fortschreiten, desto umfassender und schwerwiegender werden die Symptome, die nicht mehr nur aus Muskelkrämpfen, Beinschmerzen und Wadendruckschmerzen bestehen, sondern in Form von Lähmungserscheinungen und einer fortschreitenden Einschränkung der Mobilität auftreten.

Durch den Alkoholkonsum kommt es auch zu einer Schädigung des vegetativen Nervensystems, was sich unter anderem durch ein verändertes Schweißverhalten, Störungen der Blutdruckregulierungen und Unterkühlung (Hypothermie) äußert.

Bei der alkoholischen Polyneuropathie wird zwischen zwei Ursachenformen unterschieden, nämlich der direkten und indirekten Wirkung des Alkohols. Die direkte toxische Einwirkung erfolgt durch den Alkohol (Ethanol) selbst, aber auch durch seine Abbauprodukte (Acetaldehyd).

Zu der indirekten Wirkung gehört die Mangel- und Unterernährung. Viele Alkoholabhängige sind mangel- und unterernährt, was auf eine ballaststoff- und vitaminarme Ernährungsweise zurückzuführen ist. Aber auch durch eine durch den Alkohol gestörte Aufnahme der Vitamine B1 und B6 aus dem Darm kann es zu einem schwerwiegenden Vitaminmangel kommen, der eine degenerative Polyneuropathie begünstigen kann. Denn wie jede andere Zelle im menschlichen Körper auch, sind Nervenzellen von einer guten Nährstoffversorgung abhängig, und hier sind es insbesondere die B-Vitamine.

Durch einen Vitamin-B-Mangel kommt es zu einer Schädigung der Nervenscheide, der man mit einer Verabreichung von entsprechenden Vitamin-B-Präparaten entgegenwirken könnte.

Allerdings erfolgt eine diesbezügliche Vorsorgemaßnahme bei den meisten Alkoholikern nicht.

Dabei kann eine regelmäßige Einnahme von B-Vitamin-Komplexen in vielen Fällen kleine Wunder bewirken. Die hohe Wirksamkeit der Vitamin-Substitution wird unter anderem darauf zurückgeführt, dass bei einem chronischen Alkoholmissbrauch in der Regel ein kombinierter Mangel der Vitamine B1, B6 und B12 vorliegt. Bei ca. 90% der Alkoholiker geht man mittlerweile davon aus, dass ein signifikanter Mangel dieser B-Vitamine vorliegt.

Möglich sind auch Defekte bestimmter Enzyme, die für den Alkoholabbau erforderlich sind. So steht in der Diskussion, dass diese Enzymdefekte zur Entstehung der Polyneuropathie beitragen können.

Bei Polyneuropathien, die durch Alkoholismus ausgelöst wurden, ist es in der Regel nicht möglich, die bereits geschädigten Nerven zu heilen. Der Zustand ist irreversibel. Dennoch kann durch verschiedene Maßnahmen ein Fortschreiten der Polyneuropathie verhindert werden.

Ein wesentlicher Schritt zur Behandlung der alkoholischen Polyneuropathie besteht in dem kompletten Verzicht auf Alkohol. So wird ein Alkoholiker, der bereits unter Polyneuropathie leidet, in Zukunft völlig abstinent leben müssen, um weitere Folgeschäden seiner Erkrankung zu verhindern. Es wird nicht ausreichen, den Alkoholkonsum zu reduzieren oder nur gelegentlich Alkohol zu konsumieren. Auch durch viel Bewegung und gezielte Krankengymnastik (Physiotherapie) können Erfolge erzielt werden.

Somit kann der Verlauf der Krankheit durchaus sehr positiv beeinflusst werden, vorausgesetzt, die betroffene Person ist bereit dazu und gewillt, aktiv am Gesundungsprozess mitzuwirken.

Diabetische Polyneuropathie

Diabetes mellitus ist neben Alkohol die häufigste Ursache für die Entwicklung einer Polyneuropathie. Bis zu 30% aller Polyneuropathien gehen auf einen Diabetes mellitus zurück.

Wie gefährdet Diabetiker sind, an einer Polyneuropathie zu erkranken, zeigt die Tatsache, dass sich bei etwa der Hälfte der Diabetiker im Laufe der Zeit eine Polyneuropathie entwickelt. Während sich bei etwa 30% der Diabetiker die Polyneuropathie schon kurz nach der Diabetes-Diagnose zeigt, weisen nach einer fünfjährigen Krankheitsdauer ca. 60% der Diabetiker eine Polyneuropathie auf.

Doch nicht allein die Blutzuckerwerte eines Diabetikers, sondern auch die Fettwerte des Blutes scheinen Einfluss auf diese Erkrankung zu haben, ebenso wie ein erhöhter Blutdruck, Übergewicht oder ein Alter über 40 Jahre.

Mit zunehmendem Alter und der Krankheitsdauer nimmt die Wahrscheinlichkeit, an Polyneuropathie zu erkranken, deutlich zu. Derzeit geht man davon aus, dass ca. 70% der über 60-jährigen Diabetiker eine Polyneuropathie entwickeln. Somit befinden sich die meisten Patienten mit einer diabetischen Polyneuropathie im Alter zwischen 60 und 70 Jahren. Diabetiker, die die Einstellung ihres Blutzuckers nicht in den Griff bekommen, erkranken meistens früher und in sehr ausgeprägter Form an Polyneuropathie.

Während sich eine diabetesbedingte Polyneuropathie meistens sehr gut behandeln lässt, kann sie bei einer Nichtbehandlung fatale Folgen mit sich bringen. Dies betrifft hauptsächlich die Personen, bei denen der Diabetes viele Jahre lang unentdeckt bleibt. Denn ein großes Problem stellen die vielen unbekannten Diabetes-Fälle dar, bei denen sich unbemerkt weitere diabetesbedingte Folgeerkrankungen wie eine Polyneuropathie entwickeln können. Würde man den Diabetes jedoch zeitnah diagnostizieren und entsprechend behandeln, ließen sich viele Folgeerkrankungen abmildern oder möglicherweise sogar rückgängig machen, wie es häufig bei der diabetesbedingten Polyneuropathie möglich ist. So könnte es den Patienten innerhalb kürzester Zeit wieder bessergehen.

Derzeit geht man davon aus, dass bei ca. 10% der an diabetischer Polyneuropathie erkrankten Patienten erst die Feststellung der Polyneuropathie die Diabetes-Diagnose hervorbringt.

Allerdings wird nicht jede diabetische Polyneuropathie rechtzeitig festgestellt. Da die Erkrankung bei etwa der Hälfte der Betroffenen schmerzlos verläuft, bleibt sie allzu oft lange Zeit unbeachtet. Auch wenn nur sehr geringe Beschwerden in Erscheinung treten, wird die Polyneuropathie nicht entdeckt, denn wer bringt schon kleine Hautrisse in Fußsohlen mit einer schweren Erkrankung wie einer Polyneuropathie in Verbindung?

Um jedoch schlimmere Folgen zu verhindern, ist eine frühzeitige Diagnostik der diabetischen Polyneuropathie unbedingt erforderlich. Das ist einer der Gründe, warum Diabetiker regelmäßige Kontrolluntersuchungen wahrnehmen und erste Anzeichen von Nervenschädigungen ernst nehmen sollten. Auf Diabetes geschulte Ärzte werden routinemäßig mithilfe einfacher neurologischer Diagnosemethoden mögliche Veränderungen im Wahrnehmen von Schmerz, Berührung, Druck und Temperatur feststellen und somit eine frühzeitige Polyneuropathiebehandlung in die Wege leiten.

Doch wie kommt es überhaupt in Folge der Diabeteserkrankung zu einer Polyneuropathie? Die Ursache der diabetischen Polyneuropathie ist noch nicht vollständig geklärt und scheint auf mehrere Umstände zurückzuführen sein.

Derzeit geht man davon aus, dass einerseits direkte Auswirkungen, die durch die diabetisch bedingte Stoffwechselstörung auftreten, zur Polyneuropathie führen können. In medizinischen Kreisen ist man inzwischen zu der Erkenntnis gelangt, dass bestimmte Zuckerverbindungen, die bei einem erhöhten Blutzucker vorliegen, zu einem Verkleben der Blutgefäße führen. Infolgedessen kommt es zu einer Unterversorgung der Nerven mit Sauerstoff. Durch diesen Mangel erfahren die Nerven eine dauerhafte Schädigung oder sterben sogar ganz ab. Somit kommt es insbesondere bei einem schlecht eingestellten Blutzucker zu einer diabetischen Polyneuropathie.

Auch die Abbauprodukte, die durch den Zucker entstehen, stehen im Verdacht, dass sie zur Polyneuropathie führen. Hier geht man davon aus, dass die Zuckerabbauprodukte wie Toxine auf die Nerven einwirken und ähnlich wie Neurotoxine zu Schäden führen. Eine ausreichende Durchblutung und Ernährung der Nerven ist dadurch nicht mehr möglich.

Aber auch die Gefäßveränderungen, die sich als Folge der Diabetes entwickeln, sollen eine Polyneuropathie begünstigen. Denn durch die Veränderungen der Gefäße ist die Versorgung der Nerven mit Nährstoffen nicht mehr in ausreichendem Maße gewährleistet. Infolgedessen lässt die Funktion der Nerven nach, sodass sie verkümmern oder absterben.

Ein weiterer Aspekt wird in der fehlerhaften diabetischen Verstoffwechslung von Fetten gesehen, denn durch die gestörte Stoffwechsellage kommt es zu einer Blockierung eines Multienzymkomplexes durch Ketonkörper. Dies führt schließlich zu einer Einlagerung des Zucker-Sorbitols in die Zellen.

Als Grundstein jeder diabetischen Polyneuropathie wird eine verbesserte Einstellung des Blutzuckers gesehen. Allein ein optimal eingestellter Blutzucker kann bereits zu einer deutlichen Symptomlinderung führen. Darüber hinaus können verschiedene medikamentöse, naturheilkundliche und physiotherapeutische Maßnahmen die Behandlung begleiten. Als besonders erfolgreich bei der Behandlung der diabetischen Polyneuropathie gelten die Hochtontherapie und die Verabreichung von Alpha-Liponsäure. Diese körpereigene Substanz ist am Zuckerstoffwechsel beteiligt und bei Diabetikern nicht in ausreichender Menge vorhanden.

Die Alpha-Liponsäure führt bei einer diabetischen Polyneuropathie häufig zu einer Linderung der Schmerzen und Sensibilitätsstörungen. Da durch die Alpha-Liponsäure eine Senkung des Blutzuckerspiegels eintreten kann, ist eine engmaschige Kontrolle des Blutzuckers erforderlich.

Bei der diabetischen Polyneuropathie muss die Behandlung immer auf verschiedenen Ebenen stattfinden: Als Folge der gestörten Schmerzwahrnehmung werden zum Beispiel häufig kleinere Verletzungen am Fuß nicht rechtzeitig bemerkt und entwickeln sich zu schweren Entzündungen. Eine passende, d. h. medizinische Fußhygiene, ist in diesem Falle von größter Wichtigkeit. Hier kann auch der Patient einiges tun: Die Füße sollten regelmäßig auf Blasen und Schwielen untersucht werden. Dabei dürfen auch schwer zugängliche Bereiche, wie die Fußsohlen oder die Region zwischen den Zehen nicht außer Acht gelassen werden. Hier kann ein Spiegel gute Dienste leisten.

Auch der täglichen und gründlichen Reinigung der Füße kommt eine große Bedeutung zu. Beste Dienste leisten hier milde Seife und angenehm warmes, aber nicht heißes Wasser. Wichtig ist, die Haut nicht wie bei einem Fußbad einzuweichen. Nach der Reinigung sollte die Haut gründlich mit einem weichen Handtuch abgetrocknet werden. Im Anschluss empfiehlt sich die Anwendung einer leichten Creme oder Lotion. Allerdings sollte der Bereich zwischen den Zehen nicht eingecremt werden, da sich sonst die Gefahr von Fußpilz erhöht.

Auch auf die Fußnägel ist zu achten. Diese sollten kurz gehalten werden, damit sie nicht einwachsen oder gegen die Schuhe stoßen können. Sinnvoll und überdies äußerst angenehm ist die professionelle medizinische Fußpflege, die beispielsweise von speziell ausgebildeten Kosmetikerinnen durchgeführt werden darf. Selbstverständlich ist, dass nur passendes Schuhwerk getragen wird, das den Zehen genügend Spielraum bietet. Achten Sie darauf, dass Sie Ihre neuen Schuhe langsam einlaufen, sonst kommt es zu Rötungen, Schwellungen und Blasen.

Die Mithilfe der Patienten ist bei der diabetischen Polyneuropathie unverzichtbar. Denn nicht nur die konsequente Einhaltung einer entsprechenden Diabetikerdiät ist erfolgsentscheidend, sondern auch eine gesunde Lebensführung mit regelmäßigen körperlichen Aktivitäten, dem Vermeiden von Übergewicht und einem Verzicht auf Alkohol und Zigaretten sollten dazugehören. Darüber hinaus ist es wichtig, dass jeder Diabetiker seinen Körper regelmäßig auf mögliche Anzeichen einer Polyneuropathie hin beobachtet und diese dem behandelnden Arzt schnellstmöglich mitteilt.

Dies alles sollte er stets in seinem eigenen Interesse machen, denn auch wenn man die Spätfolgen am liebsten gar nicht wissen möchte: Eine diabetische Polyneuropathie kann letztendlich zu Amputationen führen, die meistens mit einem Zeh oder Fuß beginnen und im Laufe der Zeit weitere Bereiche der Extremitäten erreichen.

Die Ausprägung der diabetischen Polyneuropathien ist sehr vielfältig und wird in vier verschiedene Erscheinungsformen eingeteilt:

1. Periphere Polyneuropathie

Die periphere Polyneuropathie gilt als die schwerwiegendste und häufigste Folgekrankheit, die aufgrund von Diabetes entstehen kann.

Sie ist gekennzeichnet durch typische Beschwerden wie Kribbeln, brennende und stechende Schmerzen, Taubheitsgefühle und Unempfindlichkeit gegenüber Schmerz oder Temperatur, starke Überempfindlichkeit bei Berührungen, Muskelschwäche etc. Zunächst treten diese Symptome nur an den Füßen und Fingern auf. Bei Fortschreiten der Erkrankung sind später auch die Hände und Beine betroffen.

Die Beschwerden werden zunächst vor allem nachts oder während Phasen der Ruhe wahrgenommen.

2. Autonome Polyneuropathie

Bei der autonomen Polyneuropathie kommt es zu Schädigungen der Nerven, die für die Kontrolle von Herzschlag, Blutdruck und Blutzucker zuständig sind. Etwa 50% aller Diabetiker leiden nach 20 Diabetes-Jahren an autonomer Polyneuropathie. Doch nicht nur Herz und Blutdruck können betroffen sein, sondern auch andere Organe können in Mitleidenschaft gezogen werden. So kann es unter anderem zu Störungen im Bereich der Sehkraft oder der Verdauung kommen.

Diese Form der Erkrankung äußert sich häufig in einem starken Absinken des Blutzuckerspiegels, ohne dass sich andere Symptome einer Unterzuckerung zeigen, in Herz-Kreislauf-Störungen, in Schwindelgefühlen und Ohnmacht (besonders beim Aufstehen), in Verdauungsstörungen jeglicher Art (Völlegefühl, Durchfall, Verstopfung), Störungen der Blasenfunktion und der Potenz, Schweißausbrüchen und Sehstörungen.

3. Proximale Polyneuropathie

Die proximale Polyneuropathie ist eine Sonderform der diabetischen Polyneuropathie.

In der Fachwelt trägt sie viele Namen, darunter auch „lumbosacrale Plexusneuropathie", „femorale Neuropathie" oder „diabetische Amyotrophie". Diese Form findet sich am häufigsten bei älteren Patienten. Oftmals äußert sie sich zunächst durch Schmerzen an einem Oberschenkel, einer Gesäßhälfte oder einem Bein. Denn genau hierin liegt die Besonderheit der proximalen Polyneuropathie: Sie tritt zumeist einseitig auf. Im Anfangsstadium führt sie zu einer Schwäche im Bein, später zu Muskelschwund.

4. Fokale Polyneuropathie

Die fokale Polyneuropathie zeichnet sich dadurch aus, dass die Symptome schlagartig auftreten. Im Gegensatz zur typischen diabetischen Polyneuropathie, die sich über Jahre entwickelt und bei der viele Nerven betroffen sind, tritt diese Form plötzlich und unter Beteiligung von nur wenigen Nerven auf. So kann es zu isolierten Störungen kommen wie beispielsweise Sehstörungen, Lähmungen einer Gesichtshälfte oder auch Schmerzen in verschiedenen Bereichen des Körpers. Im Normalfall verschwinden die auftretenden Symptome nach einigen Wochen wieder, ohne dass bleibende Schäden bestehen bleiben.

Entzündliche Form

Die entzündliche Polyneuropathie gilt als eine Sonderform, bei der das Immunsystem eine wesentliche Rolle spielt. Für den großen Einfluss des Immunsystems bei dieser Polyneuropathieform spricht unter anderem, dass diese auf Immunsuppressiva anspricht. Dies führt zu der Annahme, dass hier eine Autoimmunerkrankung zugrunde liegt.

Für die entzündliche Polyneuropathie ist es charakteristisch, dass Symptome wie eine symmetrische Schwäche der Extremitäten (Arme und Beine), Sensibilitätsstörungen, abgeschwächte Eigenreflexe und ein erhöhtes Liquoreiweiß auftreten. Elektrophysiologische Tests geben Hinweise für eine Demyelinisierung, also dass die isolierende Schutzschicht (Markscheide) der Nerven betroffen ist.

Die entzündlichen Polyneuropathien werden durch drei Faktoren verursacht: Die direkte Einwirkung eines Erregers, die indirekten Erregerschädigungen durch deren Gifte und Schädigungen durch immunologische Reaktionen.

Die Therapie erfolgt mit Corticosteroiden (Cortison), Immunglobulinen und Plasmapherese. Entzündliche und autoimmune Polyneuropathien sprechen besonders gut auf Therapien an.

Die vaskulär bedingte Form

Auch Erkrankungen von Blutgefäßen, die im Zusammenhang mit Entzündungen der Blutgefäßwand auftreten, können zu einer Polyneuropathie führen. Dies wird darauf zurückgeführt, dass es aufgrund der unzureichenden Durchblutung zu einer Mangelernährung der Nerven kommt.

Die vaskulär bedingte Polyneuropathie äußert sich durch sensible und motorische Lähmungen. Das Verteilungsmuster gestaltet sich symmetrisch oder als Multiplex-Typ. Hierbei kommt es zu Lähmungen, die unsymmetrisch auftreten und einzelne Muskeln befallen.

Die Therapien der vaskulären Form sind mit denen der entzündlichen Form vergleichbar, sodass diese mittels Cortison, Cyclophosphamid und Immunglobulinen erfolgen.

Polyneuropathie durch Vitaminmangel

Zwar werden heutzutage in der Fachliteratur Vitaminmangelzustände als eine Seltenheit betrachtet, aber nimmt man die heutige Ernährungsweise und den Nährstoffgehalt der modernen Lebensmittel genauer unter die Lupe, muss man davon ausgehen, dass es wesentlich häufiger zu einer Vitamin-Mangelversorgung kommt, als gemeinhin angenommen wird.

Besonders ältere Menschen entwickeln aufgrund ihrer schlechten Ernährungsgewohnheiten und nachlassender Lust an der Zubereitung von Speisen oft einen Vitaminmangel. Hinzu kommt, dass mit zunehmendem Alter häufig die Verwertung von Nährstoffen nachlässt (Malabsorption), was die Unterversorgung mit Vitaminen und Mineralstoffen oftmals verschärft. Besonders stark betroffen sind hier die B-Vitamine.

Bei den Vegetariern und Veganern hat man die mitunter paradoxe Situation, dass diese trotz ihres eigentlich sehr gesunden Lebenswandels häufig einen Vitamin B-Mangel aufweisen. Dies betrifft insbesondere das Vitamin B12. Im Umkehrschluss bedeutet dies, dass Veganer und Vegetarier durch eine ausgewogene und vitaminreiche Kost mit ausreichenden B-Vitaminen ihre Polyneuropathien-Symptome deutlich lindern oder das Entstehen der Krankheit verhindern können.

Bei neurologischen Erkrankungen kommen häufig die sogenannten neurotropen Vitamine in Betracht, die auch als B-Komplex bezeichnet werden und in der Regel aus den Vitaminen B1, B6 und B12 bestehen. Kommt es zu einem Mangel dieser B-Vitamine, so können diverse gesundheitliche Schäden eintreten. Im Umkehrschluss kann aber eine ausreichende Versorgung mit diesen Vitaminen zu deutlichen Symptomverbesserungen führen. Besonders bei der Behandlung von Schmerzsymptomen kann häufig eine deutliche Verbesserung festgestellt werden.

Je nachdem, welches der B-Vitamine im Körper fehlt, treten unterschiedliche Symptome auf. So kommt es bei einem Vitamin B1-Mangel, der gehäuft bei Alkoholikern auftritt und auch als Beriberi bezeichnet wird, zu Aufmerksamkeitsschwankungen, Lähmungen der Augenmuskeln und Schwerhörigkeit. An den unteren Extremitäten kann eine symmetrische sensomotorische Polyneuropathie auftreten, die von unten nach oben aufsteigt.

Weitere Informationen über die B-Vitamine erhalten Sie im Kapitel „Orthomolekulare Therapie".

Neben einem Vitamin B-Mangel kann auch ein Vitamin E-Mangel zu einer Polyneuropathie führen. Dieser kann durch eine Vitamin E-Resorptionsstörung oder durch eine nahrungsbedingte Unterversorgung entstehen.

Polyneuropathie durch Gehirnhautentzündung

Die Gehirnhautentzündung, die auch als Meningitis bezeichnet wird, befällt auch heute immer noch eine Vielzahl von Menschen. Es ist eine wirklich tückische Erkrankung, die in schweren Fällen, oder wenn man sie nicht zeitnah erkennt, innerhalb weniger Stunden zum Tode führen kann.

Das Gehirn wird von drei Hirnhäuten umgeben, welche eine schützende Wirkung haben. Zwischen der inneren und mittleren Hirnhaut befindet sich ein mit Flüssigkeit gefüllter Spalt. Kommt es zur Infektion mit Bakterien oder Viren, so werden verschiedenste Vorgänge abgespielt: Durch die Entzündung selbst werden wesentliche Funktionen des Gehirns beeinträchtigt, das Gehirngewebe schwillt an, und die Durchblutung wird gleichzeitig stark reduziert. Die Folgen können Lähmungen und Polyneuropathien sein.

Typisch für die Meningitis ist die auftretende Nackensteife, die es dem Betroffenen unmöglich macht, seinen Kopf in Richtung Brust vorzubeugen. Krampfanfälle, starkes Erbrechen, Fieber und extreme Kopfschmerzen können ebenfalls auftreten.

Die Diagnose erfolgt über eine Lumbalpunktion. Hierfür wird Flüssigkeit aus dem Rückenmark entnommen. Die Behandlung mit Antiobiotika und Cortison ist schnellstmöglich einzuleiten, um den Zustand des Betroffenen zu stabilisieren. Denn der Krankheitsverlauf ist häufig schwerwiegend und kann zu bleibenden Hirnschäden oder Todesfällen führen.
Glückt die Behandlung zeitnah und spricht der Betroffene auf die medikamentöse Behandlung an, bilden sich auch die Polyneuropathien und Lähmungen weitestgehend zurück.

Polyneuropathie durch Infektionen

Polyneuropathien, die durch eine Infektionskrankheit ausgelöst werden, liegen derzeit bei etwa 5% und gelten damit als vergleichsweise selten. Allerdings ist die Tendenz steigend, sodass diese Polyneuropathieform zunehmend in den Fokus der Wissenschaft rückt. Noch wird die infektionsbedingte Polyneuropathie häufig übersehen.

Wie es bei einer Infektion letztendlich zu den Nervenschädigungen kommt, ist auf unterschiedliche Mechanismen zurückzuführen. Während einige Keime selbst die Polyneuropathie verursachen, können die Nervenschäden auch durch die Toxine entstehen, die die Bakterien abgeben. Auch Reaktionen des Immunsystems, die im Zusammenhang mit den Infektionen stehen, können die Nerven schädigen.

Zu den häufigsten Infektionen, die eine Polyneuropathie mit sich bringen können, gehört die Borreliose. Hierbei handelt es sich um eine Erkrankung, die durch einen Zeckenbiss, besonders des *Ixodes ricinus*, in seltenen Fällen aber auch durch andere Insekten wie Mücken und Bremsen übertragen wird, indem diese durch den Biss Borrelien an ihren Wirt weitergeben.

Borrelien werden der Familie der Spirochäten zugeordnet. Ihre korkenzieherartige Form kann man unter einem Dunkelfeldmikroskop feststellen. Da die Borrelien eine familiäre Verwandtschaft zum Syphiliserreger haben, wurde die Borreliose früher auch als ‚Syphilis aus dem Wald' bezeichnet.

Unmittelbar im Anschluss an den Biss ist in den meisten Fällen innerhalb von Tagen oder Wochen eine ringförmige Struktur sichtbar. Es kommt zu sehr beißenden Schmerzen direkt in der Region des Bisses. Aber nicht immer treten diese kurzfristigen Symptome auf, sodass ein Zeckenbiss bzw. die Borreliose in viel zu vielen Fällen erst sehr spät diagnostiziert wird.

Bei der Borreliose handelt es sich um eine Infektionskrankheit, die verschiedene Bereiche des menschlichen Körpers in Mitleidenschaft ziehen kann. Nahezu jedes Organ kann betroffen werden, und nicht selten kommt es zu Schädigungen des Nervensystems, der Gelenke und des Gewebes.

Bei der durch Borreliose ausgelösten Polyneuropathie kommt es zu asymmetrischen Sensibilitätsstörungen und Lähmungen, die häufig von einer Beteiligung der Hirnnerven und Hirnhäute begleitet werden. Wenn das Nervensystem betroffen ist und neurologische Symptome auftreten, spricht man von einer Neuroborreliose, die als eine Sonderform der Borreliose gilt.

Bei einer Neuroborreliose treten neurologische Symptome auf, deren Ursachen häufig nicht erkannt werden. So werden die Patienten zwar von Neurologen betreut, aber ohne dass der Grund für das Krankheitsbild, nämlich der Zeckenstich, bekannt ist.

Die Symptome können bei der Neuroborreliose äußerst vielfältig auftreten und unter anderem aus einer Gesichtsmuskellähmung, einem Karpaltunnel-Syndrom, Gangstörungen, Polyneuropathie und Schwindel bestehen. Da die Symptome häufig verblüffend ähnlich mit denen einer Multiplen Sklerose sind, besteht hier eine große Verwechslungsgefahr.

Zur Diagnostik der Neuroborreliose gilt die Liquoruntersuchung als Goldstandard, obwohl ihre Unzuverlässigkeit hinlänglich bekannt ist. Denn auch ein negativer serologischer Liquorbefund schließt eine Borreliose nicht aus.

Die Krankheitsverläufe sind sehr langwierig und erfordern bei den Betroffenen und behandelnden Ärzten viel Geduld. Mit der Behandlung mit Penicillin und Tetracyclinen ist eine Heilung in vielen Fällen dennoch möglich.

Neben der borreliosebedingten Polyneuropathie kann auch der allseits bekannte, aber oft verharmloste Herpes Zoster zu der Polyneuropathie führen. Aufgrund einer zunehmenden Abwehrschwäche im Alter kann der Herpes insbesondere bei älteren Personen zu einem großen Problem werden.

Herpesviren sind hauptsächlich bekannt aufgrund der immer wieder auftretenden Lippenbläschen. Dabei können diese Viren nicht nur für lästige und unschön anzusehende Hautveränderungen sorgen, sondern neben Windpocken und Gürtelrose noch weitaus ernsthaftere Erkrankungen wie beispielsweise eine Gehirnentzündung verursachen.

Ist man einmal mit dem Herpesvirus infiziert, verbleibt dieser lebenslang zumindest als ‚Schläfer' im Organismus.

Meist bekommt man den zur Herpesfamilie gehörenden Varizella-Zoster-Virus (VZV) in Form von Windpocken bereits als Kind. Im weiteren Leben ist man dann zwar immun gegen weitere Windpockenerkrankungen, allerdings kann im Erwachsenenalter genau dieser ‚Windpockenvirus' zu einer gefährlichen Gürtelrose werden.

Als deutlich harmlosere Variante treten Herpesinfektionen in Form von Herpes-Lippenbläschen auf. Dies geschieht, sobald das Immunsystem eine Schwäche aufzeigt, und die Herpesviren wieder aktiv werden können. Die meisten durch den Herpes-Virus verursachten Infektionskrankheiten treten im Gesicht, Genitalbereich oder auch am ganzen Körper auf. Dass der Herpes hingegen auch schwere Krankheitsbilder wie eine Polyneuropathie oder Gehirnentzündung auslösen kann, ist derzeit noch viel zu unbekannt.

Darüber hinaus kann eine infektionsbedingte Polyneuropathie auch durch den Epstein-Barr-Virus (EBV), Lepra, Masern, Röteln, Zytomegalie-Virus, Diphterie und eine HIV-Infektion entstehen.

Für eine erfolgreiche Behandlung der infektiösen Polyneuropathie ist es wichtig, dass die Diagnose möglichst frühzeitig erfolgt und der jeweilige Erreger identifiziert wird. Dies erhöht die Chance auf einen Therapieerfolg und reduziert das Risiko von Komplikationen und chronischen Verlaufsformen.

Das Guillain-Barré-Syndrom

Das Guillain-Barré-Syndrom gilt als eine Sonderform der Polyneuropathie und ist eine eher selten auftretende immunologisch bedingte Erkrankung. Der Ausbruch der Erkrankung ist unabhängig vom Lebensalter. Männer sind jedoch im Vergleich zu Frauen häufiger betroffen.

Im Vergleich zu vielen anderen Polyneuropathien, die einen chronischen Verlauf aufweisen, verläuft das Guillain-Barré-Syndrom akut. Das bedeutet, dass die motorischen und vegetativen Störungen bereits innerhalb von 1-4 Wochen beginnen. Bei 90% der Patienten tritt die körperliche Schwäche besonders stark innerhalb der ersten 3 Wochen auf.

Polyneuropathien mit chronischem Verlauf entwickeln sich hingegen über viele Monate oder sogar Jahre, und der Ausbruch selber verläuft schleichender.

Bei dem Guillain-Barré-Syndrom handelt es sich um eine sogenannte demyelinisierende Polyneuropathie, wo nicht die Nervenleitbahnen (Axone), sondern die isolierende Schutzhülle (Myelinscheiden) betroffen ist. Dabei kommt es zu entzündlichen Veränderungen, die Sensibilitätsstörungen und Lähmungen verursachen. Besonders die direkt aus dem Rückenmark hervorragenden Nervenwurzeln und Nervenabschnitte sind von den entzündlichen Veränderungen betroffen.

Die Symptomausprägung und der Krankheitsverlauf sind sehr unterschiedlich. Während sich die Erkrankung bei einigen Betroffenen nur durch leichte Ermüdbarkeit und allgemeines Unwohlsein bemerkbar macht, kann sie bei anderen zu gravierenden Lähmungserscheinungen führen, die in der Regel zuerst die unteren Extremitäten betreffen und dann von unten nach oben aufsteigen. Die Lähmungen können bis zur vollständigen Querschnittslähmung (Tetraplegie) reichen, bei der es nicht mehr möglich ist, die Arme oder Beine zu bewegen. Somit können die Lähmungen alle Gliedmaßen von Kopf bis Fuß betreffen.

Da überwiegend die motorischen Nervenfasern beeinträchtigt sind, macht sich die Erkrankung in der Regel durch plötzlich auftretende Muskellähmungen bemerkbar. Dies betrifft überwiegend den Schulter- und Beckenbereich, aber auch die Fuß- und Handmuskeln können geschädigt werden. Bei den Muskelreflexen kommt es häufig zu einem vollständigen Verlust.

Bei ca. 20% der Patienten werden die Muskeln durch die Erkrankung geschwächt, die für die Atmungssteuerung erforderlich sind. Die Schädigung kann schließlich so stark ausprägt sein, dass eine Atemlähmung oder schwerwiegende Herzprobleme eintreten. Auch wenn es zu einer Mitbeteiligung des Zwerchfells kommt, kann eine künstliche Beatmung erforderlich werden. All dies erklärt, warum schwer erkrankte Personen eine intensivmedizinische Betreuung benötigen und möglicherweise künstlich beatmet werden müssen.

Auch die Gesichtsmuskeln können durch eine Lähmung (Fazialisparese) beeinträchtigt werden, sodass Schwierigkeiten beim Essen und Sprechen auftreten können. Durch den gestörten Schluckmechanismus kann eine intravenöse Ernährung oder eine Ernährung über eine Magensonde erforderlich werden.

Doch damit nicht genug, denn auch das vegetative Nervensystem kann betroffen sein. Dies führt schließlich zu zahlreichen Symptomen wie unter anderem einer Störung der Blasen- und Darmentleerung, Herzrhythmusstörungen und Blutdruckschwankungen.

Die Verdachtsdiagnose des Guillain-Barré-Syndroms wird primär durch die neurologische Untersuchung des Arztes gestellt. Wichtigste zusätzliche diagnostische Maßnahmen sind die Untersuchung des Liquors (Nervenwasser) und die Neurografie, die Auskunft über den Funktionszustand der betroffenen Nerven gibt.

Wichtig zu wissen ist beim Guillain-Barré-Syndrom, dass sich die so typischen Liquorbefunde erst nach mehreren Tagen einstellen. Der charakteristische neurografische Befund zeigt sich oftmals sogar erst nach einigen Wochen.

Das Guillain-Barré-Syndrom wird mit Immunglobulinen oder der Plasmapherese behandelt. Häufig zeigt sich der Einsatz der Plasmapherese innerhalb der ersten 2 Wochen als besonders effektiv, sodass oftmals der Zeitraum einer künstlichen Beatmung verkürzt werden kann.

Die eigentliche Ursache ist nicht bekannt. Man vermutet dennoch, auch aus Berichten Betroffener, dass bestimmte autoimmune und pathologische Mechanismen aktiviert werden, und dies häufig nach vorangegangenen Infekten.

So berichten bis zu 70% der Betroffenen, dass sie zuvor an einem Infekt bakteriellen oder viralen Ursprungs erkrankt waren. Mittlerweile werden verschiedene Erreger mit dem Guillain-Barré-Syndrom in Verbindung gebracht. Zum Teil sind dies gewöhnliche Atemwegserreger oder Erreger aus dem Magen-Darm-Bereich. Folgende Viren stehen ebenfalls im Verdacht: Epstein-Barr-Virus, Zytomegalie-Virus, Varizella-Zoster-Virus sowie das Bakterium Campylo-bacter jejuni.

Experten gehen davon aus, dass bei dem Guillain-Barré-Syndrom eine Überreaktion des Immunsystems zugrunde liegt. Hierbei richtet sich das Immunsystem gegen das körpereigene Nervengewebe.

So dramatisch und beängstigend die Auswirkungen auch auftreten können, umso überraschender erscheint es, dass in Fällen einer zeitnahen Diagnosestellung der Gesundungsprozess sehr positiv verläuft. Überhaupt zeigt das Guillain-Barré-Syndrom eine günstige Prognose, denn nur bei einer Minderheit Betroffener bleiben Funktionsausfälle dauerhaft bestehen. Diese Minderheit besteht in erster Linie aus älteren Patienten, die eine künstliche Beatmung von mehr als 1 Monat benötigen.

Während die Symptome ihre maximale Ausprägung innerhalb von vier Wochen nach Ausbruch der Erkrankung zeigen, können sich diese danach wieder vollkommen zurückbilden. Hierzu gehören auch mögliche Ausfallerscheinungen. Oftmals dauert es allerdings mehrere Monate, bis der Patient völlig symptomfrei ist.

Trotz der allgemein günstigen Heilungsaussichten sollten die Risiken, die mit der Erkrankung einhergehen können, nicht unbeachtet bleiben. So können eine Atemlähmung oder stark ausgeprägte Herzrhythmusstörungen tödliche Komplikationen mit sich bringen. Um mögliche Komplikationen schnell zu erkennen, ist eine intensive Überwachung der Patienten ab dem Zeitpunkt der Diagnose erforderlich.

Endokrin-metabolisch bedingte Polyneuropathie

Zu den endokrin-metabolisch bedingten Polyneuropathien gehört der Diabetes mellitus, aber auch die Schilddrüsenunterfunktion (Hypothyreose). Endokrin bedeutet das Hormonsystem betreffend, metabolisch den Stoffwechsel betreffend.

Urämische Polyneuropathie

Eine urämische Polyneuropathie wird auch als nephrogene Polyneuropathie bezeichnet und entsteht meistens nach einer seit Monaten bestehenden schweren Niereninsuffizienz. Infolgedessen sind insbesondere Dialysepatienten gefährdet, im Laufe der Zeit eine Polyneuropathie zu entwickeln. Überhaupt ist das Krankheitsbild der urämischen Polyneuropathie erst seit Einführung der Dialysebehandlung bekannt. Denn mithilfe der Dialyse wurde es ermöglicht, eine schwer ausgeprägte Urämie zu überleben. In einigen Fällen kommt es erst während der Dialysebehandlung zu einer Polyneuropathie. Man geht davon aus, dass etwa ein Viertel der Dialysepatienten im Laufe der Zeit an einer urämischen Polyneuropathie erkranken.

Auch wenn die Entstehungsursache einer urämischen Polyneuropathie derzeit als noch nicht vollständig gesichert gilt, so geht man dennoch davon aus, dass die Nervenschädigungen durch Ablagerungen von harnpflichtigen Substanzen entstehen. Dies sind Stoffe, die normalerweise über die Nieren und den Harn ausgeschieden werden. Sind die Nieren nämlich nicht in der Lage, diese harnpflichtigen Stoffe auszuscheiden, kann es zu einem Anstieg dieser Substanzen im Blut kommen, was insbesondere zu einer Schädigung von sensiblen Nervenfasern führt.

Diese äußern sich anfangs durch den Verlust der Achillessehnenreflexe und Gefühlsstörungen in beiden Beinen. Im späteren Verlauf gelten nächtliche Wadenkrämpfe, schmerzhafte Missempfindungen, symmetrisch auftretende Sensibilitätsstörungen, Bewegungsunruhe der Beine in Form von Restless Legs oder ein Brennen der Füße als die häufigsten Symptome. Zunächst beginnen die Symptome in der Regel in den unteren Extremitäten und entwickeln sich im späteren Verlauf auch in den oberen Bereichen.

Solange es sich noch um eine leicht ausgeprägte Polyneuropathie handelt, kann sie sich durch eine optimal eingestellte Dialyse in vielen Fällen zurückbilden.

Um eine urämische Polyneuropathie festzustellen, ist es wichtig, dass eine umfangreiche Differentialdiagnostik stattfindet. Hierzu gehört unter anderem, dass eine toxisch bedingte Polyneuropathie, Diabetes und ein Vitamin B12-Mangel ausgeschlossen werden.

Polyneuropathie durch Porphyrie

Bei der Porphyrie handelt es sich um eine dominant vererbbare Stoffwechselkrankheit, bei der ein Enzymdefekt vorliegt. Sie kann auch erworben werden, indem beispielsweise eine Schwermetallvergiftung durch Blei oder Quecksilber vorliegt. Denn durch Schwermetalle kann es zu einer Beeinträchtigung der Enzyme der Hämsynthese kommen. Durch die Porphyrie entsteht ein Defekt der Hämsynthese, infolgedessen eine Störung im blutbildenden System auftreten kann. Die Bildung des roten Blutfarbstoffs verläuft in mehreren Stufen, sodass es von der jeweiligen Störung abhängig ist, welche der verschiedenen Formen der Porphyrie in Erscheinung tritt.

Die Porphyrie kann nämlich zu verschiedenen Krankheitsbildern führen wie Bluthochdruck, Tachykardie oder kolikartigen Bauchschmerzen. Und bei über 70% der Patienten mit einer Porphyrie entwickelt sich im Laufe des Lebens eine Polyneuropathie. Sehr häufig geht diese mit Störungen der Blase und des Mastdarms einher.

Eine Porphyrie kann in ihrer akuten Phase einfach festgestellt werden, indem der Urin nach einigen Stunden Zimmertemperatur eine braunrote Verfärbung aufweist.

Polyneuropathie durch Lebererkrankungen

Auch wenn es vielleicht auf den ersten Blick nicht nachvollziehbar erscheint, so ist dennoch nach heutigem Wissensstand davon auszugehen, dass Lebererkrankungen zu einer Polyneuropathie führen können.

Die Leber ist immerhin unser zentralstes Stoffwechselorgan und der Hauptsitz unserer Lebensenergie und Schaffenskraft. Neben den Nieren ist die Leber das wichtigste Entgiftungsorgan unseres Körpers. Sie ist dafür zuständig, den Organismus vor schädlichen Substanzen zu schützen. Mit ihrer blutreinigenden Tätigkeit ist sie ein Schlüsselorgan unseres Körpers wie kein anderes und in ihrer Funktion noch lebenswichtiger als ihre Schwesterentgiftungsorgane, die Nieren. So ist sie den Nieren auch überlegen bei dem Abbau von Säuren, denn die Leber baut pro Stunde so viele Säuren ab, wie die Nieren am ganzen Tag.

Und da die Leber stark in den Metabolismus der B-Vitamine involviert ist, kann bei einer Beeinträchtigung der Leber eine Polyneuropathie entstehen.

Wie bereits mehrfach erwähnt, ist eine ausreichende Versorgung des Körpers mit B-Vitaminen erforderlich, um Schäden an Nerven vorzubeugen.

Nicht nur die Speicherung von B-Vitaminen erfolgt in der Leber, sondern auch die Umwandlung von in diesem Zusammenhang benötigten Coenzymen findet hier statt. Kommt es also zu einer Leberfunktionsstörung, so kann diese auch zu einer Störung des Vitamin-B-Stoffwechsels führen. Denn unabhängig davon, ob durch die Beeinträchtigung der Leberfunktion eine reduzierte Abgabe, Speicherung oder Entspeicherung des B-Vitamins auftritt, das Ergebnis ist stets das gleiche: Eine reduzierte Vitamin B-Verfügbarkeit für die Neuronen.

Polyneuropathie durch Sarkoidose

Die Bezeichnung der Sarkoidose setzt sich aus den griechischen Wörtern ‚Sark' (Fleisch) und ‚oid' zusammen und bezieht sich auf die Hautausschläge in Form von Granulomen, die häufig durch die Sarkoidose ausgelöst werden.

Dass die Sarkoidose zu einer Polyneuropathie führen kann, ist relativ unbekannt – man könnte fast sagen, diese Tatsache ist so unbekannt, wie die Erkrankung als solche.

Die bei einer Sarkoidose auftretenden Granulome sind entzündungsbedingte Gewebeneubildungen, die auch als mikroskopisch kleine Bindegewebsknötchen bezeichnet werden. Mediziner sprechen daher bei der Sarkoidose auch von einer Granulomatose und einer meist chronisch verlaufenden Erkrankung des Bindegewebes.

Da bei der Sarkoidose nicht nur ein Organ allein betroffen ist, sondern in der Regel mehrere verschiedene Organe in Mitleidenschaft gezogen werden, spricht man von einer systemischen Erkrankung. Neben der Leber und den Lymphknoten kann die Krankheit auch die Haut, Knochen, Nieren, Tränen- und Speicheldrüsen, Milz, Leber sowie das Augen- und Nervensystem und das Herz betreffen. Anders ausgedrückt bedeutet dies, dass die Krankheit den Körper von der Nasenspitze beginnend bis zum Fuß komplett erreichen kann. In den meisten Fällen (90%) beginnt die Erkrankung in der Lunge, wobei die Lymphknoten immer befallen sind und sich durch Schwellungen bemerkbar machen. Wenn es zur Beteiligung mehrerer Organe kommt, dann ist meistens auch die Lunge betroffen.

Durch Einsatz von Steroiden können oftmals die durch die Sarkoidose auftretenden Lungenbeschwerden, als auch die Polyneuropathie-Symptome effektiv behandelt werden.

Genetisch bedingte Polyneuropathie

Während von einer erworbenen Polyneuropathie hauptsächlich ältere Menschen betroffen sind, treten die genetisch bedingten Polyneuropathien meistens bereits im Kleinkindalter oder bei Jugendlichen in Erscheinung.

Die genetisch bedingte Polyneuropathie kommt zwar nicht so häufig vor wie eine alkohol- oder diabetesinduzierte Form, aber mit einem Anteil von ca. 5% ist dieser Polyneuropathieform nicht unwesentlich.

Man geht mittlerweile davon aus, dass bis zu 30 verschiedene Gendefekte Auswirkungen auf das Nervensystem haben und nicht nur zu einer Verlangsamung der Reizleitung im Nerv führen, sondern auch zu einer kompletten Nervzerstörung.

Klinisch gibt es ganz klare Hinweise, die auf eine erbliche, genetische Form hinweisen. Die Symptome beginnen sehr langsam und werden oftmals gar nicht bewusst wahrgenommen oder von anderen Personen bemerkt.

Zwar liegt der Beginn der Erkrankung bei den genetischen Formen noch meistens vor dem 30. Lebensjahr, aber auch danach sind schwächere Formen bei der einen oder anderen Person noch erstmalig zu diagnostizieren.

Der Krankheitsverlauf ist oft schwerwiegend und kausale Behandlungsmethoden greifen nicht.

Auch die Familienanamnese und die Rekrutierung naher Angehöriger sind bedeutend. So hat sich bei der einen oder anderen Form gezeigt, dass eine gezielte Diät oder eine gesonderte Verabreichung bestimmter Vitamine die neuropathologischen Begleitsymptome mildern kann. Häufige Formen sind die erbliche motorische und sensible Polyneuropathie (HMSN + HMSN-I) und die erbliche Neuropathie mit Druckempfindlichkeitsstörungen (HNPP).

Für eine erfolgreiche Therapie ist es wichtig, dass die erbliche Polyneuropathie frühzeitig erkannt wird, sodass eine rechtzeitige Behandlung erfolgen kann. Allerdings ist es nicht möglich, der Polyneuropathie mit gezielten Maßnahmen entgegenzuwirken oder vorzubeugen.

Es ist davon auszugehen, dass die Erkrankung im Allgemeinen einen fortschreitenden Charakter aufweist und sich die Symptome im Laufe der Zeit verstärken.

Autonome Polyneuropathie

Im Gegensatz zu der peripheren Polyneuropathie kommt es bei der autonomen Polyneuropathie zu einer Beeinträchtigung der Nervenfunktionen der Organe. Grundsätzlich kann fast jedes Organ hiervon betroffen sein und je nachdem, welches Organ beeinträchtigt wird, äußern sich die Symptome sehr unterschiedlich.

Neben Verdauungsproblemen wie Durchfall, Verstopfung, Blasenentleerungsstörungen können auch viele andere Beschwerden auftreten. Je nach Organ kann es zu lebensbedrohlichen Situationen kommen.

Von einer autonomen Polyneuropathie sind sehr häufig Diabetiker betroffen. Dies gilt insbesondere bei einem langjährigen Diabetes. Nach einem 20-jährigen Diabetes ist etwa jeder Zweite an der autonomen Polyneuropathie erkrankt.

Toxische Polyneuropathie

Während die durch Alkoholmissbrauch und Diabetes entstehenden Polyneuropathien einen Großteil der Krankheitsursachen ausmachen, ist es relativ unbekannt, dass auch viele von außen zugeführten Substanzen zur Polyneuropathie führen können.

Noch immer werden toxische Polyneuropathien als vergleichsweise selten angesehen und in der Fachliteratur mit einem Vorkommen von lediglich ca. 2% angegeben. Obwohl wir heutzutage in unserem Alltag und in der Arbeitswelt mit Tausenden Schadstoffen konfrontiert werden und das Risiko, hierdurch gesundheitlichen Schaden zu erleiden, so hoch wie nie zuvor ist, wird dieser Thematik erstaunlich wenig Bedeutung beigemessen.

Doch wenn man sich mit Umweltmedizinern und aufgeschlossenen Neurologen unterhält, dann scheint diesbezüglich gerade ein Paradigmenwechsel stattzufinden. Denn immer mehr werden entsprechende Zusammenhänge aufgedeckt, dass zahlreiche gesundheitliche Probleme aufgrund von Schadstoffbelastungen entstehen. Und auch zahlreiche Polyneuropathien, für die bisweilen keine Ursache gefunden werden konnte, erhalten in immer mehr Fällen eine Erklärungsrundlage, wenn die jeweiligen Patienten hinsichtlich einer chronischen Vergiftung untersucht werden.

Bei den toxischen Polyneuropathien unterscheidet man zwischen toxisch-exogen und toxisch-endogen bedingten Polyneuropathien. Während die toxisch-exogene Polyneuropathie durch von außen zugeführten Substanzen wie chemische Stoffe oder Alkohol entsteht, sind es bei der toxisch-endogen bedingten Form Auslöser, die sozusagen aus dem Inneren herauskommen. Hierzu zählt man beispielsweise Stoffwechselerkrankungen wie Diabetes, eine Urämie (Harnvergiftung) oder eine Porphyrie, bei der ein Enzymdefekt im blutbildenden System vorliegt.

Im Vergleich zu den Polyneuropathien, die durch körpereigene Giftstoffe entstehen, werden die Polyneuropathien, die durch außen zugeführte Schadstoffe ausgelöst werden, zum Leidwesen der Betroffenen noch viel zu sehr vernachlässigt. Dies bringt insofern fatale Auswirkungen mit sich, weil sich die Chancen auf eine erfolgreiche Behandlung der Polyneuropathie deutlich verbessern, wenn die zugrundeliegende Krankheitsursache bekannt ist. Demzufolge soll nachfolgend den toxisch-exogen bedingten Polyneuropathien Rechnung getragen werden.

Grundsätzlich gilt es zu unterscheiden, ob eine Zuführung von Giftstoffen vorliegt, die zu kurzfristigen akuten Vergiftungen führen, oder ob es sich um eine Kumulationssituation handelt, bei der die aufgenommenen Giftstoffe vom Körper gespeichert werden. Demzufolge werden diese Giftstoffe auch als

Speichergifte bezeichnet und zeichnen sich dadurch aus, dass sie in verschiedenen Körperbereichen eingelagert und deponiert werden. Während sich einige Speichergifte vorzugsweise in Organen wie der Leber, den Nieren sowie dem Nervengewebe und Gehirn ablagern, bevorzugen andere Speichergifte Fett- oder fettähnliche Gewebe. Handelt es sich um wasserlösliche Giftstoffe, sind diese vorzugsweise in den Nieren anzutreffen.

Durch die Ansammlung und Speicherung der Giftstoffe kommt es zu einer chronischen Vergiftung, denn der Körper ist nicht in der Lage, sich alleine von diesen Substanzen zu befreien. Infolgedessen kommt es zu einer langfristigen und nachhaltigen Schädigung des Organismus, die sich durch sehr unterschiedliche Krankheitsbilder bemerkbar macht.

Neben chemischen Substanzen, die in der Industrie und im Gewerbe eingesetzt werden, und die uns auch in zahlreichen Formen in unseren eigenen vier Wänden begegnen (Putzmittel, Ausdünstungen von Möbeln, Kosmetikartikel etc.) können auch zahlreiche Substanzen in Form von Medikamenten zu langfristigen gesundheitlichen Schäden führen.

Toxische Polyneuropathien treten bedingt durch die stetige Zunahme von Schadstoffen immer häufiger auf. Und dennoch werden sie in der Diagnostik noch viel zu wenig berücksichtigt.

Dass wir mittlerweile von unendlich vielen Schadstoffen umgeben sind, ist kein Geheimnis mehr. Aber dennoch ist vielen Menschen das gewaltige Ausmaß dieser Belastungen mit schädlichen Stoffen nicht bewusst. Oder man verdrängt es nach dem Motto ‚Dann kann ich ja gar nichts mehr essen und nichts mehr unternehmen'. Ganz so schlimm ist es natürlich nicht, man muss nur wissen, wo die Gefahrenquellen lauern.

Und diese fangen schon im eigenen Körper durch Zahnmetalle wie Amalgamfüllungen und metallhaltige Kronen und Brücken an. In den eigenen vier Wänden geht es munter weiter, und zwar mit Holzschutzmitteln, Lösungsmitteln in Wandfarben, Formaldehyd in Möbeln, diversen Schadstoffen einschließlich Medikamentenrückständen im Trinkwasser, Aluminium aus Deos, Weichmachern in Plastiktrinkflaschen, Lösungsmitteln in Kinderspielzeug, chemischen Zusatzstoffen in Lebensmitteln und Kosmetikartikeln und so weiter. Dabei ist der menschliche Organismus genetisch gar nicht darauf eingestellt, diese zahlreichen Schadstoffe von allein wieder auszuscheiden.

Immer wieder wird auch von Drogenkonsumenten berichtet, die sich durch die Verwendung dubioser Substanzen eine Schwermetallbelastung einhandeln. Insbesondere von Billigware wird immer wieder behauptet, dass diese mit unbekannten schadstoffhaltigen Inhaltsstoffen sozusagen gestreckt werden, um die Drogen preisgünstiger anbieten zu können. Dass sich hinter diesen unbekannten Substanzen oft schadstoffbelastete Bestandteile verbergen, erfährt man dann irgendwann später, wenn sich eine chronische Schadstoffvergiftung entwickelt hat und der Umweltmediziner unerklärlich hohe Mengen an Blei, Quecksilber und Cadmium im Körper feststellt.

Dass all diese vielen Substanzen zu diversen gesundheitlichen Schäden führen können, wird zum Leidwesen der Betroffenen in erschreckendem Ausmaß vernachlässigt. Denn würde eine durch diese Schadstoffe induzierte Erkrankung ursächlich behandelt, indem diese Substanzen aus dem Körper entfernt würden, kann dies den Gesundungsprozess um ein Vielfaches verbessern.

Während die durch Drogen- und Alkoholmissbrauch ausgelösten Erkrankungen in der medizinischen Praxis berücksichtigt werden, finden alle weiteren durch toxische Substanzen hervorgerufenen Erkrankungen fast gar nicht statt. Oder hat Sie Ihr Arzt bei der Anamnese gefragt, ob Sie in Ihrem Beruf oder zuhause mit Schadstoffen konfrontiert werden? Hat er Sie danach gefragt, ob Sie Amalgam im Mund haben, ob Sie als Maler, Lackierer, Tankwart oder Zahnarzt arbeiten? Hat er Sie gefragt, ob Sie häufig mit chemischen Substanzen in Kontakt kommen, an einer stark befahrenen Straße, in der Nähe eines Krematoriums oder einer Müllverbrennungsanlage wohnen?

Wenn man bedenkt, dass bei einem Großteil der an Polyneuropathie erkrankten Patienten keine Ursache festgestellt wird, gibt dies Anlass zum Nachdenken. Geht es nach der Vorstellung von Umweltmedizinern, so wird eine Polyneuropathie häufig durch Schadstoffe ausgelöst.

Auch wenn es gar keinen Zweifel daran gibt und toxisch bedingte Polyneuropathien schon seit vielen Jahren bekannt sind, so werden sie in der alltäglich stattfindenden Diagnostik dramatisch vernachlässigt. Es ist naheliegend, dass bei vielen Polyneuropathie-Patienten, bei denen die Ursache unbekannt ist, eine toxisch bedingte Polyneuropathie zugrunde liegt.

Da aber fast niemand nach diesen entsprechenden Schadstoffen sucht, bleibt die Ursache in diesen Fällen unbekannt und die Polyneuropathie dementsprechend unzureichend behandelt, weil ihre Ursache in Form der chronischen Vergiftung nicht beseitigt wird. Denn würde man die Schadstoffbelastung erkennen, die Substanzen aus dem Körper entfernen und eine weitere Kontamination in Zukunft vermeiden, würde dies den Gesundungsprozess um ein Vielfaches verbessern.

Überhaupt spielen Umweltschadstoffe bei vielen Erkrankungen eine wesentlich größere Rolle, als dies vielfach bekannt ist. Umweltmediziner gehen schon seit jeher davon aus, dass sehr viele unserer heutigen Zivilisationserkrankungen in Verbindungen mit Schadstoffbelastungen stehen. Dabei ist es egal, wie die

Krankheit heißt: Ob Epilepsie, Schizophrenie, Neurose, Psychose, Morbus Crohn, Colitis ulcerosa, Schilddrüsenerkrankungen, Migräne, Rheuma, Multiple Sklerose, Chronische Müdigkeit, Nahrungsmittelunverträglichkeiten, Neurodermitis, Depressionen, Fibromyalgie, chronische Candida-Infektion, Schuppenflechte oder auch Krebs. In vielen Fällen sind die daran erkrankten Personen mit Schadstoffen belastet, ohne es zu wissen. Denn die Schulmedizin sieht diese Zusammenhänge nicht und sucht also auch nicht nach möglichen Schadstoffen.

Wie bereits erwähnt, siedeln sich Umweltgifte in diversen Organen wie Gehirn, Darm, Schilddrüse, Bauchspeicheldrüse, Knochen und Nervenzellen an. Sie können den gesamten Stoffwechsel so stark beeinträchtigen, dass verschiedene Prozesse nicht mehr reibungslos vonstatten gehen. Dies erklärt auch die häufig diffus auftretenden Symptome, die schadstoffunerfahrene Mediziner nicht adäquat einordnen können. Denn welcher Allgemeinmediziner kommt heutzutage darauf, eine chronische Vergiftung zu diagnostizieren, wenn Symptome wie Haarausfall, Depressionen, Nagelveränderungen, Magen-Darm-Probleme oder extreme Hautveränderungen auftreten?

Oder welcher von ihnen würde darauf schließen, dass eine Polyneuropathie im Zusammenhang mit Schadstoffen stehen würde?

Da viele Giftstoffe neurotoxisch wirken, kann man unter umweltmedizinischen Gesichtspunkten allerdings bei vielen an Polyneuropathie erkrankten Menschen davon ausgehen, dass Schwermetalle wie Quecksilber, Blei, Palladium, Cadmium und Nickel zu einer Entstehung beigetragen oder diese Krankheit sogar ausgelöst haben. Aber auch weitere Umweltgifte wie Acrylamid, Holzschutzmittel, Lösungsmittel, Chlor, Schimmelpilze, Pestizide, Herbizide, Autoabgase, Brom, Fluorid, Bisphenol A (BPA) und polychlorierte Biphenyle stehen im Verdacht, dass sie die Erkrankung vorantreiben.

Während es in früheren Zeiten durch den intensiven Kontakt mit Schadstoffen hauptsächlich zu akuten Vergiftungserscheinungen kam, sind es heutzutage überwiegend chronische Vergiftungen, die durch einen regelmäßigen und über einen längeren Zeitraum andauernden Schadstoffkontakt zustande kommen. Neben Schwermetallen, die man in Form von Zahnersatzstoffen mit sich herumträgt (Amalgam, Palladium), sind bestimmte Berufsgruppen besonders stark gefährdet, einer zu intensiven Konzentration dieser Schadstoffe ausgesetzt zu sein. Hierzu zählen Tankwarte, Kfz-Mechaniker, Maler, Lackierer, Mitarbeiter in chemieverarbeitenden Industriebetrieben, Gärtnereien, Schuh- und Metallfabriken, Druckereien und Zahnärzte.

Wenn eine gewerbliche Kontamination mit Schadstoffen nachgewiesen werden kann, gibt es gegebenenfalls Möglichkeiten, dies als eine entschädigungspflichtige Berufskrankheit geltend zu machen.

Obwohl wir also in unserer modernen Welt tagtäglich mit Tausenden Schadstoffen konfrontiert werden, finden nur sehr selten kausale Abgrenzungen statt, wenn für eine Krankheit keine Ursache gefunden wird. Dabei gehört insbesondere bei neurologischen Symptomen wie einer Polyneuropathie eine Abklärung dieser Aspekte zu einer allumfassenden Anamnese und Ursachenforschung. Schon vielen Tausenden Menschen konnte zu erstaunlichen gesundheitlichen Verbesserungen verholfen werden, indem die schädlichen Substanzen aus dem Körper entfernt und ein weiterer Kontakt verhindert wurde wie beispielsweise durch das Entfernen von Amalgamfüllungen und ein professionelles Ausleiten des im Körper abgelagerten Quecksilbers.

Für die Betroffenen stellt die Beseitigung der Schadstoffe oft einen Befreiungsschlag mit einer unvorstellbaren Verbesserung der gesamten Lebensqualität dar. Denn häufig treten bei einer chronischen Vergiftung noch diverse weitere Symptome auf, die sich durch die Entgiftung deutlich verbessern. Leider ist der Weg bis dahin meistens sehr lang und nicht in wenigen Monaten erledigt. Eine besondere Herausforderung ist meistens gegeben, wenn aufgrund der beruflichen Tätigkeit ein regelmäßiger Kontakt mit den Schadstoffen stattfindet und somit eine beruflich bedingte toxische Polyneuropathie entstanden ist. Denn um eine gesundheitliche Verbesserung zu erreichen, ist es unbedingt erforderlich, den Kontakt mit den schädigenden Substanzen zu vermeiden und möglicherweise den Arbeitsplatz zu wechseln. Da an derartigen Arbeitsplätzen häufig auch noch weitere Schadstoffe vorhanden sind, gilt es, auch den Kontakt mit diesen zu vermeiden.

Während das Thema der Schadstoffbelastungen in der herkömmlichen Medizin am liebsten gar nicht stattfindet, ignoriert oder belächelt wird, gibt es für Umweltmediziner und naturheilkundlich orientierte Therapeuten gar keinen Zweifel mehr an dem Einfluss von Schadstoffen auf die Gesundheit. Viele Studien und Erfahrungsberichte existieren hierüber – sie sind in der Öffentlichkeit leider oftmals nicht bekannt. Und in vielen Fällen kommt es erst dann zu deutlichen gesundheitlichen Verbesserungen, wenn die Erkenntnisse von Vergiftung und Entgiftung in die ganzheitlichen Therapiekonzepte einfließen.

Ergänzend werden bei toxischen Polyneuropathien häufig Alpha-Liponsäure oder Gamma-Linolensäure erfolgreich zur Symptomlinderung und Verbesserung des gestörten Wahrnehmungsvermögens eingesetzt.

Grundsätzlich gilt die Prognose bei einer chronischen Vergiftung als recht günstig, sodass es häufig zu einer allmählichen Rückbildung der Schäden kommt. Sogar Lähmungen können sich unter Umständen bis auf vergleichsweise unbedeutende Symptome wieder gut zurückbilden – vorausgesetzt, dass die belastenden Schadstoffe konsequent beseitigt und gemieden werden. Dennoch ist der Krankheitsverlauf immer von der Schwere der Vergiftung und dem Ausmaß der Nervenschädigungen abhängig.

Obwohl Schadstoffbelastungen heutzutage sehr verbreitet zu sein scheinen, gehört eine Abklärung möglicher chronischer Vergiftungen nicht zu einem Standarduntersuchungsprogramm. Erschwerend kommt hinzu, dass es noch immer viel zu wenige Umweltmediziner gibt.

Ein großes Problem der Erkrankungen, die durch außen zugeführte Schadstoffe entstehen, liegt in den diagnostischen Schwierigkeiten. Denn oft sind es nicht nur die Nachweise als solche, die eine chronische Vergiftung aufdecken können, sondern auch die diffusen Symptome, die viele Mediziner nicht adäquat einordnen. Denn in vielen Fällen zeigen die Patienten nicht nur Symptome einer toxischen Polyneuropathie, sondern auch noch diverse Begleitsymptome wie beispielsweise Depressionen, Haarausfall, Hautekzeme und chronische Müdigkeit. Und nur ganz spezielle Untersuchungsverfahren, deren Durchführung in die Hände von Umweltmedizinern gehören, sind in der Lage, eine chronische Vergiftung aufzudecken.

Darüber hinaus erfolgen ausführliche Untersuchungen der neurologischen Symptome sowie ein Elektromyaogramm (EMG) und Elektroneurographie (ENG).

Unabhängig davon, welches Toxin letztendlich zur Polyneuropathie geführt hat – eine toxisch bedingte Polyneuropathie stellt in allen Fällen an alle Beteiligten eine große Herausforderung. Insbesondere die behandelnden Ärzte sind hier sehr stark gefordert, um eine zuverlässige Diagnostik zu gewährleisten und durch eine interdisziplinäre Therapie zu einer Symptomverbesserung zu führen, indem insbesondere die Schadstoffe mit dem nötigen Sachverstand entfernt werden.

Quecksilber aus Amalgam

Geht es nach Umweltmedizinern, so ist bei wesentlich mehr Polyneuropathie-Patienten die Ursache in einer chronischen Quecksilbervergiftung zu suchen, als dies bisweilen bekannt zu sein scheint.

Das Thema ‚Amalgam' wird seit vielen Jahren sehr kontrovers diskutiert. Dabei gelingt es den Amalgambefürwortern immer wieder, der Bevölkerung die angebliche Ungefährlichkeit dieses hochtoxischen Zahnmaterials vorzugaukeln. Auch die Vereinigung amerikanischer Zahnärzte schlägt argumentativ eifrig in diese Kerbe, indem sie offiziell die Meinung vertritt, Amalgam wäre unschädlich. Bedenklich ist allerdings, dass genau diese Zahnärzte durchaus anerkennen, dass das im Amalgam enthaltene Quecksilber außerhalb des

Mundes schädlich ist. Wo ist da der Unterschied? Ein zerplatztes Fieberthermometer ist aufgrund der freiwerdenden Quecksilberdämpfe hochtoxisch, aber im Mund richtet dieses Gift keinen Schaden an? Und warum müssen die derzeit heiß diskutierten Energiesparlampen aufgrund ihres Quecksilbergehaltes als Sondermüll entsorgt werden? Allein schon diese kleinen Beispiele stecken voller Brisanz!

Geht es nach der Schulmedizin, so ist Amalgam dennoch ein harmloser Zahnfüllstoff, der bedenkenlos und in unbegrenzter Höhe in die Zähne bei Millionen von Menschen eingesetzt werden kann. Doch geht es immer noch nach der Schulmedizin, so darf schwangeren Frauen kein Amalgam eingesetzt werden, und das bei Patienten herausgebohrte Amalgam müssen Zahnarztpraxen als Sondermüll deklarieren. Komisch, dass man diesen Sondermüll aber angeblich so gefahrlos zeitlebens mit sich herumtragen kann.

Nein, so einfach ist das nicht und soll glauben, wer nicht aufgeklärt werden möchte. Als jemand, der von einer lebensbedrohlichen chronischen Amalgam- und Palladiumvergiftung betroffen ist, kann ich als Autorin gar nicht anders schreiben als wie in den folgenden Zeilen.

Amalgam ist ein Zahnersatzstoff, der es in sich hat. Auch wenn die allermeisten Zahnärzte immer noch gebetsmühlenartig behaupten, wie harmlos Amalgam doch sei, entspricht dies einer Farce für jeden Menschen, der selbst eine chronische Amalgamvergiftung erlebt und überlebt hat.

Denn Amalgam besteht zu über 50% aus dem hochgiftigen Quecksilber und vergiftet auf Dauer jeden menschlichen Organismus in einem schleichenden Prozess. Hinzu kommt, dass das Amalgam weitere schädliche Substanzen enthält wie Blei, Zinn, Silber, Kupfer und Zink.

Auch Brücken und Inlays enthalten häufig Anteile dieser krankmachenden Inhaltsstoffe. Insbesondere das Palladium (auch als Spargold bezeichnet) ist ein gefürchteter Bestandteil von Zahnersatz, da es als noch toxischer gilt als das Quecksilber und außerdem auch noch schwieriger auszuleiten ist.

Dass diese Schwermetalle unzweifelhaft an psychischen Erkrankungen beteiligt sein können, steht für Umweltmediziner und Toxikologen außer Frage. Für sie steht fest, dass das ins Gehirn gelangte Quecksilber zu erheblichen gesundheitlichen Problemen führt. Hierzu gehören unter anderem massive Nervenschäden, weil Quecksilber neurotoxisch wirkt.

Die Tatsache, dass Patienten, die von unterschiedlichsten Formen von Erkrankungen betroffen sind, von deutlichen Verbesserungen ihrer gesundheitlichen Probleme berichten, sobald die Schwermetalle erfolgreich entfernt wurden, untermauert den offensichtlichen Zusammenhang zwischen einer Schwermetallbelastung und zahlreichen Erkrankungen.

Das Quecksilber gilt als so gefährlich, dass es zu den giftigsten Substanzen zählt, die unser Planet überhaupt zur Verfügung hat. Bereits 0,2 bis 1 g Quecksilber im Blut sind tödlich. Da muss die Frage möglich sein, wie es erlaubt sein kann, dass Amalgamträger – finanziert durch die Krankenkassen – häufig ein Vielfaches dieser Menge in ihrem Mund herumtragen dürfen.

Das Fatale ist, dass das im Körper geparkte Quecksilber ohne Hilfe von außen den Körper kaum noch verlassen kann. Die Halbwertzeit des Quecksilbers ist so erschreckend hoch, dass man davon ausgeht, dass es den Körper zu Lebzeiten ohne Hilfe von außen nicht mehr verlassen wird.

Auch wer selbst keine Amalgamfüllungen im Mund trägt, ist vor einer Quecksilberbelastung nicht sicher. Denn mittlerweile sind bekanntermaßen viele Nahrungsmittel und insbesondere Fischbestände ebenfalls quecksilberbelastet, sodass man auch seine Ernährungsgewohnheiten überdenken sollte.

Sie meinen, Sie sind trotzdem noch auf der sicheren Seite und haben keine Quecksilberbelastung? Oder Sie wundern sich, dass Sie Quecksilber im Körper haben und können sich nicht erklären, woher dieses kommen soll? Oder Sie fragen sich, wieso Ihr Kind unerklärliche gesundheitliche Probleme hat?

Nun, die Antwort ist sehr einfach und voller Brisanz: Quecksilber ist leider plazentagängig, sodass eine amgalgamtragende Mutter das Quecksilber auf ihr ungeborenes Kind überträgt.

Bleivergiftung

Auch wenn in der Fachliteratur beschrieben wird, dass durch Blei ausgelöste Polyneuropathien heutzutage nur noch sehr selten auftreten, so zeigen auch hier Gespräche mit Umweltmedizinern und aufgeschlossenen Neurologen ein ganz anderes Bild.

Und auch wenn seit den 1970-er Jahren eine drastische Reduzierung des Bleigehaltes in Benzin eingeführt wurde und demzufolge der Bleigehalt der Luft deutlich abgenommen hat, und auch der Bleigehalt von Farben reduziert wurde, sind wir auch heute noch viel mehr von Blei umgeben, als dies allgemein bekannt zu sein scheint.

In der Berufswelt sind besonders Mitarbeiter von sogenannten Akkumulatorenfabriken (Batterien, Akkus) gefährdet. Aber auch von Anwohnern dieser Industrien ist bekannt, dass sie erhöhte Bleiwerte aufweisen können.

Blei und Bleiverbindungen gelangen über die Atmung von bleihaltigem Staub und Dampf in den Körper. Sehr häufig geschieht dies auch über die Haut oder durch die Nahrungsaufnahme, weil leider heutzutage viele Nahrungsmittel einen allzu hohen Bleiwert aufweisen.

Und auch unser als immer wieder so sicher bezeichnetes Trinkwasser kann zu einer gefährlichen Bleiquelle werden und zu einer chronischen Bleivergiftung führen. Dies ist dann der Fall, wenn bleihaltige Wasserrohre vorhanden sind. Betroffen sind hier hauptsächlich Altbauten, denn seit 1973 werden keine Bleirohre mehr als Wasserzuleitungen verwendet. Zwar sind in vielen Wohnhäusern Bleirohre gegen Kunststoffrohre ausgewechselt worden, aber wenn die Zuleitung auch weiterhin aus bleihaltigen Rohren besteht, wird man auch weiterhin regelmäßig mit bleihaltigem Trinkwasser versorgt.

Immer noch erhalten ca. 15% der Haushalte Wasser aus bleihaltigen Wasserrohren. Dies betrifft insbesondere Ballungsgebiete wie beispielsweise Berlin. Dort ansässigen Ärzten ist die Problematik von chronischen Bleivergiftungen keine unbekannte Tatsache. So sind hier einige Gastroenterologen dafür sensibilisiert, die Patienten bei unerklärlichen Verdauungsproblemen auf eine chronische Bleivergiftung hin zu untersuchen.

Bleirohre gelten besonders dann als problematisch, wenn weiches oder saures Wasser verwendet wird. Denn dieses ist nicht in der Lage, eine Schutzschicht zu bilden. Im Übrigen kann auch durch Messingarmaturen Trinkwasser mit Blei kontaminiert werden, wenn dieses über eine längere Zeit mit dem Messing in Berührung ist.

Eine weitere Aufnahmequelle von Blei ist immer wieder in der Drogenszene anzutreffen. Denn wiederholt kommt es zu sogenannten gestreckten Drogen, die durch billige Zusatzstoffe angereichert werden. So ist beispielsweise bekannt, dass Cannabis oder Marihuana immer mal wieder mit Blei verunreinigt sein können und es infolgedessen zu fatalen Bleivergiftungen kommen kann.

Wenn wir also das Blei über die verschiedensten Quellen aufnehmen, gelangt es über den Blutweg zu den jeweiligen Ablagerungsorten, wo es dann in Depots (z. B. Knochen, Nieren, Leber) gelagert wird.

Da Blei neurotoxisch wirkt und zu Schädigungen des zentralen und peripheren Nervensystems führen kann, gilt es auch als Auslöser von Polyneuropathien. Darüber hinaus kann es zu einer Beeinträchtigung der Blutbildung, Nierenschäden und Magen-Darm-Problemen führen.

Seit 2006 wird Blei auch als krebserzeugend im Tierversuch bezeichnet. Kommt es zu einer sehr schweren Kontamination mit Blei, kann dies nicht nur zum Koma führen, sondern auch mit einem tödlichen Kreislaufversagen enden.

Eine chronische Bleivergiftung geht mit vielfältigen Symptomen einher, was die Diagnostik oftmals so schwierig gestaltet. Neben einer bleiernen chronischen Müdigkeit treten auch Magen-Darm-Probleme, Kopfschmerzen und Appetitlosigkeit auf.

Kommt es durch die Bleivergiftung zur Polyneuropathie, so zeigt sich diese häufig durch eine symmetrische Streckerlähmung der Arme, die geradezu als charakteristisch für eine Bleivergiftung gilt. Die toxische Wirkung des Bleis wird darauf zurückgeführt, dass das Blei zu einer Inaktivierung von Enzymen führt. Aber auch die Auswirkungen, die Blei auf die Blutbildung und die Gefäßnerven hat, kommen hier in Betracht.

Blei wird hauptsächlich in den Knochen deponiert, wo es sich bei gleichzeitiger Kalziumverdrängung seinen Platz sucht. Bei Erwachsenen sind 90% des aufgenommenen Bleis in den Knochen anzutreffen, während es bei Kindern 60% sind. Neben den Knochen sind es insbesondere die Nieren und die Leber, die bevorzugt als Depots dienen. Auch viele Jahre nach der Bleiaufnahme kann es noch aus den Depots freigegeben werden. Dies hat zur Folge, dass es unter bestimmten Voraussetzungen vermehrt aus den Depots gelöst wird, wie bei einer Cortisonbehandlung, Azidose oder auch während der Schwangerschaft. Letzteres gilt als eine besondere Gefährdung für das ungeborene Kind, weil Blei plazentagängig ist.

Eine Entfernung des Bleis muss mit sehr viel Sorgfalt erfolgen und sollte nur von entsprechend erfahrenen Therapeuten durchgeführt werden. Um das Blei aus den Depots zu lösen, werden sogenannte Chelatbildner wie DMSA, DMPS und EDTA eingesetzt, die in der Lage sind, Schermetalle wie Blei, Quecksilber, Cadmium und Palladium zu binden und aus dem Körper auszuleiten. Hauptsächlich erfolgt die Ausscheidung über Darm, Urin und Schweiß. Dies ist übrigens der Grund, warum die Diagnostik einer chronischen Schwermetallvergiftung nicht über das Blut erfolgt, sondern über Urin und Stuhlproben.

Thalliumvergiftung

So wie Quecksilber und Blei zu einer chronischen Schwermetallvergiftung führen können, so kann dies auch durch die Aufnahme von Thallium geschehen.

Während im Vergleich zu früher von einem relativ seltenen Auftreten einer Thalliumvergiftung ausgegangen wird, die damals in erster Linie durch die orale Aufnahme von Rattengift entstand, so sind es heute hauptsächlich berufsbedingte Kontaminationen mit Thallium.

Hier sind hauptsächlich Industrien zu nennen wie Kohlekraftwerke, Pestizid- und Insektizidhersteller, Pyrotechniker, Leuchtfarbenhersteller sowie die Zement- und Papierindustrie. Darüber hinaus können auch bei der Herstellung von photoelektrischen Zellen, optischen Gläsern und Edelsteinnachbildungen Belastungen mit Thallium auftreten.

Thallium wird gleichmäßig im Körper verteilt und wird in Depots gespeichert, wodurch eine chronische Vergiftung entsteht. Bei einer akuten Vergiftung können bereits wenige Milligramm nach 2-5 Tagen zu Symptomen führen, die in Form von plötzlichem Haarausfall, Verstopfung oder einer toxischen Polyneuropathie auftreten.

Eine chronische Thalliumvergiftung kann Symptome wie Haarausfall, Sehstörungen, Gewichtsverlust, Stoffwechselstörungen und Nervenschmerzen führen.

Inwieweit sich das jeweilige Beschwerdebild zurückbildet, hängt von der Dauer der Kontamination sowie den entstandenen Schäden ab. Bei etwa der Hälfte der Betroffenen ist nach heutigem Wissensstand mit Restsymptomen zu rechnen.

Acrylamid

Wenn wir heute das Wort Acrylamid hören, denken wir fast im gleichen Moment an acrylamidhaltige Backwaren und Pommes Frites. Immer wieder gelangte Acrylamid in den vergangenen Jahren in die Schlagzeilen, wenn festgestellt wurde, dass ein Lebensmittel erhöhte Werte aufwies. Dass Acrylamid in Lebensmitteln vorkommt, ist erst seit 2002 bekannt. Bis dahin wurden Lebensmittel auf den Acrylamid-Gehalt hin überhaupt nicht untersucht, weil es nicht als Inhaltsstoff zugeführt wurde, sondern eine natürliche Substanz bestimmter gekochter, gebackener und gerösteter Lebensmittel ist. In erster Linie betrifft dies Lebensmittel mit einem hohen Kohlehydratanteil, die in einem Verarbeitungsprozess hohen Temperaturen ausgesetzt sind. Am bekanntesten ist das Acrylamidaufkommen bei Pommes und Gebäck. Aber auch Kaffee, Schokolade, geröstete Mandeln, Brot und diverse andere Lebensmittel können hohe Acrylamidwerte aufweisen.

Die Weltgesundheitsorganisation (WHO) geht davon aus, dass die täglich aufgenommene Menge an Acrlymid ca. 0,8 µg/kg beträgt. Da Nichtraucher gegenüber Rauchern eine etwa viermal geringere Acrylamidbelastung aufweisen, wird davon ausgegangen, dass auch Zigaretten acrylamidhaltig sind.

Doch welche Gefahrenquellen lauern außer den acrylamidhaltigen Lebensmitteln? Wo sonst noch ist Acrlymid enthalten, und können wir uns immer ausreichend vor Acrylamid schützen? Und was kann Acrylamid überhaupt im menschlichen Organismus anrichten?

Um es vereinfacht auszudrücken: Acrylamid ist ein extrem neurotoxischer Stoff, der über verschiedene Wege wie Haut, Atmen, Schleimhäute und Darm in den Organismus gelangt. Bis jedoch sichtbare neurologische Schäden auftreten, können mehrere Monate vergehen. Und auch wenn keine weitere Kontamination mit Acrylamid mehr stattfindet, kann sich der Zustand weiterhin verschlechtern. Die anfangs auftretenden Symptome zeigen sich meistens durch Reizerscheinungen an den Händen. Neben einem typischen Brennen, Kribbeln und Jucken bilden sich häufig auch Hautblasen, eine extreme Schweißbildung in Form einer Hyperhidrose, sowie große Schuppen der obersten Hornschicht der Haut.

Die Polyneuropathie kann allerdings auch mit den Füßen beginnen, die sich zu atropischen Lähmungserscheinungen entwickeln können. Als besonders typisch für die Acrylamidpolyneuropathie wird eine Ataxie gesehen, bei der es sogar zu Schädigungen der zentralen Strukturen kommen kann.

Auf der Basis von Tierversuchen ist die Wissenschaft zu der Annahme gelangt, dass Acrylamid nicht nur neurotoxisch, sondern auch krebserregend wirkt. Seit dem Bekanntwerden des extremen Krebsentstehungspotentials ist man bemüht, zumindest den Acrylamidgehalt der Lebensmittel zu reduzieren, indem eine gewisse Obergrenze von 1000 µg Acrylamid pro kg eingeführt wurde.

Doch damit wurde nur ein Bruchteil dessen in Angriff genommen, was eigentlich zur Eindämmung der Acrylamidbelastung geschehen müsste. Denn nicht nur bestimmte Lebensmittel sind acrylamidhaltig, sondern auch diverse industrielle Stoffe werden auf der Basis von Acrylamid hergestellt. So werden jährlich weltweit ca. 200.000 Tonnen Acrylamid als Ausgangsstoff für die Herstellung von Polyacrylamiden verwendet, die sehr oft in Lacken, Farben und Abdichtmaterialien enthalten sind.

Demzufolge ist es nachvollziehbar, dass Acrylamid eben nicht nur durch bestimmte Lebensmittel zu einer Bedrohung werden kann, sondern auch in der Arbeitswelt. Insbesondere sind hier Maler und Lackierer zu nennen, die durch ihre tägliche Arbeit in hohen Dosen mit Acrylamid kontaminiert werden können.

In der Arbeitswelt ist man also gut beraten, bei entsprechendem Kontakt mit Acrylamid für eine schützende Arbeitskleidung zu sorgen. Denn nur so lassen sich wahrscheinlich mögliche Schäden, wie eben eine Acrylamid-Polyneuropathie, effektiv verhindern.

Doch damit nicht genug, denn Acrylamid findet sich auch in Kosmetikartikeln und wird in der Trinkwasseraufbereitung und Papierherstellung eingesetzt.

Ist erst eine Polyneuropathie aufgetreten, hängt die Prognose davon ab, wie schwerwiegend die bereits eingetretenen Nervenschädigungen sind. Bei leichteren Fällen können sich die Symptome verbessern, allerdings kann der Heilungsprozess monatelang andauern.

Lösungsmittel

Heutzutage werden wir in unserem Alltag mit zahlreichen Lösungsmitteln konfrontiert, ohne dass uns das eigentlich bewusst ist. So kommen sie nicht nur in diversen Reinigungsmitteln vor, sondern auch beispielsweise in Klebstoffen, Gummilösungen, Möbelpolituren, Farben, Lacken und Abbeizmitteln.

Zu den Einzelsubstanzen, die als Bestandteile von Lösungsmitteln als Auslöser von Polyneuropathien bekannt sind, gehören unter anderem die folgenden: Xylole, Benzol, Methanol, Methylethylketon, Ethanol, n-Hexan, Dichlormethan und n-Heptan.

Insbesondere bei Tätigkeiten wie Lackieren, Versiegeln, Abbeizen und bei Arbeiten mit Klebstoffen, Farben und Polyesterharzen kommt man mit diesen Substanzen in Kontakt. Dementsprechend gelten Parkettleger, Teppichverleger, Maler und Lackierer als besondere Risikogruppen, die an einer durch Lösungsmittel ausgelösten Polyneuropathie erkranken können. Aber auch Mitarbeiter von Druckereien, in der Möbelindustrie und der Lederverarbeitung sind aufgrund einer Kontamination mit Lösungsmitteln oftmals stark gefährdet.

Besonders häufig ist es das n-Hexan, das hier zu gesundheitlichen Schäden führt. Dieses wird als Lösungsmittel verwendet oder Leimen zugesetzt. Das n-Hexan ist auch die Substanz, die einer bestimmten Gruppe Drogensüchtiger zum Verhängnis werden kann. Die Rede ist hier von Personen, die im Rahmen ihrer Drogensucht Klebstoffverdünner schnüffeln. Die hier toxisch wirksame Substanz ist ebenfalls das n-Hexan.

Eine besondere Gefahr besteht jedoch im Benzol, von dem wir wesentlich stärker umgeben sind, als uns dies eigentlich bewusst ist. Als Hauptquelle des

Benzols gelten Autoabgase, und allein in Deutschland werden jährlich etwa 25 Millionen Tonnen Treibstoff verbraucht, die ca. 800.000 Tonnen Benzol enthalten sollen. Nicht nur, dass Benzol zu einer Polyneuropathie führen kann, sondern es gilt darüber hinaus auch als krebsfördernd und beeinträchtigend in der Blutbildung.

Medikamenteninduzierte Polyneuropathie

So fortschrittlich die heutigen medizinischen Entwicklungen einerseits auch sind, so nachteilig können andererseits ihre Nebenwirkungen in vielen Fällen sein. So erreicht man zwar auf der einen Seite möglicherweise eine Linderung bestimmter Symptome, produziert aber auf der anderen Seite neue Beschwerden, die mitunter den beabsichtigten Therapieerfolg eines Medikamentes deutlich überschatten können.

Diese auftretenden Nebenwirkungen werden als ‚toxische Nebenwirkungen von Medikamenten' bezeichnet und können sich durch vielfältige Symptome äußern. Zu den besonders gefürchteten Nebenwirkungen zählen die medikamentös-toxischen Polyneuropathien, die seit einigen Jahren eine zunehmende Bedeutung erfahren. Denn mittlerweile weiß man von zahlreichen Substanzen, dass sie eine Polyneuropathie begünstigen oder sogar auslösen können.

Trat früher eine medikamentenbedingte Polyneuropathie als Folge einer falschen oder zu hohen Dosierung auf, so geschieht dies heutzutage hauptsächlich infolge einer chronischen Medikamenteneinnahme.

Eine Frühdiagnose ist bei einer medikamenteninduzierten Polyneuropathie von großer Bedeutung, da eine schnelle Beendigung der Medikamenteneinnahme einen schweren Krankheitsverlauf verhindern kann. Denn in vielen Fällen gibt es die Möglichkeit, auf andere Medikamente auszuweichen, deren Wirkstoffe nicht die Gefahr einer Polyneuropathie mit sich bringen.

Ausnahmen bilden hier Krebstherapien und genetisch bedingte Polyneuropathien, für die möglicherweise keine alternativen Wirkstoffe bekannt sind.

Generell kann eine Polyneuropathie durch eine Vielzahl von Medikamenten ausgelöst werden wie beispielsweise durch bestimmte Arten von Antibiotika, kardiovaskuläre Medikamente, Psychopharmaka und Antirheumatika. Zu den hier enthaltenen Polyneuropathie auslösenden Substanzen gehören unter anderem Disulfiram (Medikamente zur Behandlung von Alkoholabhängigkeit), Chlorochin (Medikamente zur Malariaprophylaxe), Hydralazin (Herz-Kreislauf-Präparate) und Nitrofuran (Antibiotikum zur Behandlung von Nieren- und Harnwegsinfektionen). Auch häufig verwendete Medikamente und Substanzen wie Cisplatin, Lithium, Statine, Imipramin, Gentamicin, Phenytoin, Interferon-alpha und Isoniazid sind hier zu nennen.

Hinzu kommen schließlich noch einige weitere Medikamente, deren Langzeitfolgen nach heutigem Wissensstand noch nicht abschätzbar sind. Denn trotz einer eigentlich strengen Arzneimittelgesetzgebung stellt sich in vielen Fällen erst Jahre später heraus, dass diese zu den einen oder anderen Nebenwirkungen geführt haben. So musste schon manche bis dato ungeklärte oder falsch interpretierte Polyneuropathie korrigiert und im Nachhinein im Zusammenhang mit der regelmäßigen Einnahme bestimmter Medikamente in Verbindung gebracht werden.

Es ist darüber hinaus bekannt, dass ein besonders hohes Risiko bei Chemotherapeutika besteht. Auch bei antiretroviralen Substanzen und Behandlung mit Interferonen ist Vorsicht geboten.

Von älteren Patienten weiß man, dass bei ihnen das Auftreten einer medikamentös bedingten Polyneuropathie durch das Vorhandensein verschiedener Grunderkrankungen wie unter anderem Diabetes, chronische Nephropathie, Arteriosklerose oder eine gestörte Vitamin-B12-Aufnahme, wie sie häufig aufgrund mangelnder Magensäure entsteht, begünstigt wird.

Der Verlauf der medikamentösen Polyneuropathien ist sehr unterschiedlich und kann akute als auch chronische Formen annehmen. Bei der akut auftretenden Polyneuropathie kann ein kurzfristig erhöhter Blutspiegel durch eine erhöhte Dosierung zur Symptomatik führen. Meistens treten Sensibilitätsstörungen auf, die häufig mit Schmerzen einhergehen.

Neben den Einschränkungen der Motorik und des sensiblen Nervensystems kann es auch zu einer Beteilung des Rückenmarks kommen, die als Myeloneuropathie bezeichnet wird. Darüber hinaus kann auch eine Beteiligung des vegetativen Nervensystems in Form von Blasen- und Mastdarmstörungen und Herzrhythmusstörungen kommen.

Die Prognose, inwieweit sich die Symptome zurückbilden, hängt von dem jeweiligen Medikament, der Dosierung und der Dauer der Behandlung ab. Während beispielsweise bei Hydralazin-haltigen Medikamenten eine deutliche Verbesserung durch hohe Vitamin B6-Einnahmen erreicht werden kann, ist bei dem Antidepressivum Amitriptylin in der Regel keine komplette Rückbildung der Symptome zu erwarten.

Berechtigterweise kommt bei der Thematik der Medikamenten-induzierten Polyneuropathien immer wieder die Frage auf, warum bei einigen Patienten diese toxischen Nebenwirkungen auftreten und bei anderen nicht. Nach derzeitigem Wissensstand geht man davon aus, dass hier ein genetisch bedingter Entgiftungsmechanismus greift. Patienten, die toxische Nebenwirkungen erfahren, verfügen nur über ein eingeschränktes Entgiftungssystem, bei dem bestimmte Enzyme nicht oder nur unzureichend vorhanden sind, um bestimmte Substanzen aus dem Körper zu entfernen. Somit werden die Personen mit einem genetisch bedingten verminderten Entgiftungssystem zu Risikopatienten für eine toxische Polyneuropathie.

Hierzu gehören Personen, bei denen das Enzym Cytochrom P450 nicht oder nur in unzureichender Menge vorhanden ist. Dieses Enzym ist zum Abbau zahlreicher chemischer Substanzen in der Leber zuständig wie unter anderem Xenobiotika. Und je mehr Medikamente eingenommen werden, umso mehr Cytochrom P450 wird benötigt. Um festzustellen, ob eine genetische Störung dieses Enzyms vorliegt, können gezielte Untersuchungen durchgeführt werden.

Um eine medikamentös bedingte Polyneuropathie zu verhindern, lohnt im Vorfeld auf jeden Fall ein intensives Lesen der Beipackzettel. Und auch, wenn darin die Polyneuropathie nur als sehr selten auftretende mögliche Nebenwirkung aufgeführt wird, sollten Sie sich eventuell nach einem Alternativpräparat erkundigen.

Polyneuropathie durch Chemotherapie

Es gibt viele Chemotherapeutika, die eine Vielzahl von Nebenwirkungen wie beispielsweise eine Polyneuropathie mit sich bringen. Zu den bekanntesten gehören Vinkaalkaloide, Platinpräparate und Taxane. Häufig tritt allerdings eine Polyneuropathie nicht gleich nach der ersten Chemotherapie auf, sondern erst nach mehreren Anwendungen. Bevorzugt sind die sensiblen Nerven betroffen, feinmotorische Tätigkeiten sind nicht mehr so einfach auszuführen.

Bei einer Chemotherapie sitzt man schnell in einer Zwickmühle, denn während es möglicherweise keine Alternative zur Chemotherapie gibt, kann sich die Polyneuropathie mit jeder weiteren Chemotherapie verschlechtern. Sollten typische Anzeichen wie Sensibilitätsstörungen, Kribbeln oder Taubheitsgefühle bis hin zu Gangstörungen auftreten, empfiehlt es sich immer, dies mit dem behandelnden Arzt zu besprechen. Manchmal gelingt es, durch eine bessere Dosis-Einstellung die Symptomatik abzumildern. In manchen Studien wird darüber berichtet, dass bei gleichzeitiger Verabreichung von Vitaminpräparaten und Magnesium die Polyneuropathie-Symptomatik ebenfalls abgemildert werden kann.

Diagnose

Da neben der Polyneuropathie viele andere Erkrankungen identische oder zumindest sehr ähnliche Symptome zeigen, kann die Stellung einer Diagnose mitunter sehr schwierig sein. Auch die vielen verschiedenen Erscheinungsformen können die Polyneuropathie-Diagnostik zu einer großen Herausforderung werden lassen.

Somit ist es nachvollziehbar, dass die Chancen einer richtigen Diagnose mit der Erfahrung des Arztes zunehmen.

Die Basis der Polyneuropathie-Diagnostik bildet eine umfangreiche Anamnese. Hierbei geht es darum, dass die Krankengeschichte einschließlich Vorerkrankungen, vorhandenen Symptomen und einem möglichen Kontakt mit Schadstoffen umfassend erläutert wird. In diesem Zusammenhang wird der Arzt auch danach fragen, ob familiär bedingt neurologische Erkrankungen bekannt sind. Aber auch das Vorhandensein von Diabetes, einer Alkoholabhängigkeit, einer Nierenerkrankung, eine regelmäßige Medikamenteneinnahme und Infektionen sollten hinterfragt werden.

Doch die Untersuchung sollte sich nicht nur auf die Anamnese beschränken, sondern auch sämtliche Körperfunktionen und ihre möglichen Störungen sollten in die Betrachtung einbezogen werden. So verdienen beispielsweise Störungen von Blasen- oder Darmtätigkeit, sexuelle Funktionen, das Schwitzverhalten, rheumatologische Beschwerden, Veränderungen der Haut, Medikamenten-, Drogen- und Toxin-Missbrauch und das Ernährungsverhalten die Aufmerksamkeit des Arztes.

Auch ein Blick auf die Krankheitsgeschichte der Familie, eine so genannte Familienanamnese, kann wichtige Informationen liefern. Besonders in den Blick rücken dabei Bewegungsstörungen, eine fortschreitend auftretende Schwäche (z. B. dadurch bedingte frühzeitige Arbeitsaufgabe), aber auch Fuß- oder andere Skelettveränderungen.

Darüber hinaus werden die neurologischen Symptome überprüft. Hierbei werden die Reflexe des Patienten untersucht, denn bei einer Polyneuropathie sind die Muskelreflexe insbesondere an den unteren Extremitäten reduziert oder sogar komplett erloschen. In diesem Zusammenhang wird der Achilles-Sehnen-Reflex überprüft. Dieser Test hat den Vorteil, dass sich hierdurch Störungen der Nerven schon dann nachweisen lassen, wenn noch keine Sensibilitätsstörungen vorliegen. Somit kann hierdurch eine frühzeitige Diagnose erfolgen.

Darüber hinaus wird auch eine genaue Unterscheidung der Störungen im Gefühlsbereich (die so genannten Sensibilitätsstörungen) angestrebt, wobei zwischen Störungen im Berührungs-, Vibrations- und Lage-Empfinden und den Störungen in Bezug auf Schmerz- und Temperaturempfinden unterschieden werden muss. Bei den Tests werden unter anderem Zahlen auf die betroffenen Körperbereiche geschrieben, und der Patient teilt mit, welche Zahl er erkannt hat. Auch Tests mit einem spitzen Gegenstand gehören zur Standarduntersuchung, bei dem das Stumpf-Spitz-Empfinden überprüft wird.

Mit einem Stimmgabeltest können Sensibilitätsstörungen festgestellt werden. Hierbei hält der Arzt eine Stimmgabel an einen hervorstehenden Knochenbereich (z. B. Fußknöchel) und vergleicht die ermittelten Werte mit denen von gesunden Personen.

Doch auch die Verteilung der Sensibilitätsstörungen lässt oftmals eine Diagnose zu.

Typisch für die Polyneuropathie sind beispielsweise handschuh- oder strumpfförmige Sensibilitätsstörungen, die zusammen mit einem geminderten Vibrationssinn und fehlenden Reflexen auftreten.

Auch Störungen im Koordinationssinn können eine Diagnose erlauben. So zeigen sich stark ausgeprägte Koordinationsstörungen und Ataxien oftmals in Verbindung mit einer Quecksilbervergiftung sowie bei diabetischer und alkoholischer Polyneuropathie.

Eine asymmetrische Verteilung der Symptome (beispielsweise kann nur eine Seite des Körpers betroffen sein) zeigt sich besonders häufig bei einer diabetischen Polyneuropathie sowie bei Polyneuropathien, die aufgrund einer Bleivergiftung oder nach einem Zeckenstich (Borreliose) auftreten. Psychische Symptome treten vor allem bei Alkoholismus, Porphyrie und Thallium-Vergiftung auf.

Besonderer Wert wird auch auf die Feststellung gelegt, ob Hirnnerven an der Ausbildung des Krankheitsbildes beteiligt sind. Untersucht werden schließlich auch so genannte autonome Störungen, wie die Funktion der Pupillen, die Farbe und Durchblutung der Haut (trophische Hautzustände), Kreislaufprobleme und Herzrhythmusstörungen, Verdauungsbeschwerden jeglicher Art, Erkrankungen der Gallenblase, sowie eine Überprüfung des Zuckerhaushalts und des Schmerzempfindens.

Wenn die Polyneuropathie aufgrund einer Grunderkrankung entsteht, ist es in der Regel einfacher, sie frühzeitig zu erkennen. Denn bei vielen Polyneuropathie-Patienten ist die Primärerkrankung anhand spezifischer Laborwerte eindeutig festzustellen. So können beispielsweise bestimmte Leberwerte darüber Aufschluss geben, ob die betroffene Person Alkohol in zu großen Mengen konsumiert. Darüber hinaus können auch

Gerinnungsstörungen, ein Eiweißmangel und ein Vitamin B-Mangel deutliche Hinweise auf einen zu hohen Alkoholkonsum sein.

Ein noch nicht bekannter Diabetes mellitus kann schließlich über einen Glucose-Toleranz-Test sicher diagnostiziert werden. In diesem Fall könnte ein zu hoher Blutzuckerspiegel für die Ausbildung einer Polyneuropathie entscheidend sein.

Durch die klinische Untersuchung werden zunächst alle klinisch-neurologischen Auffälligkeiten registriert wie Sensibilitätsstörungen, motorische Ausfälle, Reflexe, Veränderungen der Trophik sowie Druckempfindlichkeiten.

Die Anamnese und die neurologischen Untersuchungen werden in der Regel durch klinische und laborchemische Untersuchungen ergänzt. Diese dienen dazu, die Anfangsdiagnose zu bestätigen und deren genaue Ursache festzustellen bzw. andere Krankheiten mit gleichen oder ähnlichen Symptomen, wie beispielsweise Multiple Sklerose, auszuschließen. Durch diese Untersuchungsverfahren können nicht nur verschiedene Formen der Polyneuropathie unterschieden werden, sondern auch das Vorliegen einer Schädigung der Markscheiden oder Nervenfortsätze. Dies kann nicht nur unter diagnostischen, sondern auch unter therapeutischen Gesichtspunkten wichtig sein.

Zu diesem Zweck wird eine sogenannte Elektroneurographie (ENG) durchgeführt, mit deren Hilfe die Geschwindigkeit, mit der die Nerven ihre Impulse weiterleiten, gemessen wird. Denn je nachdem, ob eine Polyneuropathie vorliegt und abhängig von der jeweiligen Ursache der Polyneuropathie, ist diese Geschwindigkeit entweder schwach, normal oder stark herabgesetzt.

Die Elektromyographie (EMG) misst die (natürliche elektrische) Aktivität von Muskeln. Diese Untersuchung erlaubt Aussagen darüber, ob die Symptome durch einen erkrankten Muskel oder durch eine Störung des zuleitenden Nervs hervorgerufen werden. Auch Spontanimpulse, die bei einem gesunden Nerv nicht auftreten, können durch die EMG gemessen werden.

Die EMG und ENG werden in der Regel eingesetzt, um die Polyneuropathie-Diagnose abzusichern. Trotzdem kann es darüber hinaus noch zu weiteren Untersuchungsverfahren kommen wie beispielsweise der Liquor-Untersuchung. Hierbei wird die Flüssigkeit des Gehirns und des Rückenmarks untersucht, was weitere wichtige Aufschlüsse liefern kann. Diese Erkenntnisse können beispielsweise bei der diabetischen Polyneuropathie wichtig sein, wenn eine Eiweißkonzentrationserhöhung festgestellt wurde.

Kann mit all diesen Methoden die Ursache einer vorliegenden schwer ausgeprägten Polyneuropathie dennoch nicht einwandfrei geklärt werden, kann eine Biopsie der Nerven oder auch eine kombinierte Nerven-Muskel-Biopsie angezeigt sein. Bei einer Biopsie wird Zellmaterial aus einem Nerv des Unterschenkels (Nervus suralis) entnommen und entsprechend untersucht. Dieses Verfahren wird nur eingesetzt, wenn die anderen bereits durchgeführten Untersuchungsmethoden keine deutlichen Ergebnisse hervorgebracht haben.

In den vergangenen Jahren ist die genetische Untersuchung bei der Diagnose der Polyneuropathie immer wichtiger geworden, denn durch sie kann eine angeborene Polyneuropathie von einer erworbenen abgegrenzt werden.

Zur Diagnostik der Polyneuropathie werden folgende Zusatzuntersuchungen eingesetzt:

- die Elektrophysiologie, mit der sich die Nervenleitgeschwindigkeit messen lässt

- die Messung der Blutsenkungsreaktion, die auf Entzündungen oder Malignome hinweisen

- das allgemeine Blutbild (kleines und großes), welches Hinweise auf Entzündungen gibt

- die Glucosebelastung und die Messung des HbA1c-Wertes, die Aufschluss über einen bestehenden Diabetes mellitus geben

- Leberfunktionstest und Bestimmung von Leberenzymen, die Aufschluss über Alkoholkonsum geben können

- die Schilddrüsenfunktion, die den Hormon-Titer bestimmt

- die Bestimmung des Serumspiegels von Vitamin B12, Folsäure, Thiamin und Vitamin E, um eine Mangelernährung auszuschließen

- der Schilling-Test zum Nachweis eines Vitamin B12-Mangels

- Durch einen Erregernachweis lässt sich häufig eine infektiöse Polyneuropathie feststellen. Da diese Testverfahren nicht immer zuverlässige Ergebnisse hervorbringen, können weitere Parameter sinnvoll sein wie unter anderem: Die Leukozytenzahl, Gamma-Globuline und die Blutsenkungsgeschwindigkeit

- die Rheumaserologie, mit der sich eine rheumatische Polyneuropathie nachweisen lässt
- die Liquor-Untersuchung, die Hinweise auf eine Meningitis gibt oder auch Tumorzellen lokalisiert
- die Szintigraphie, mit der sich Skelettmetastasen und Myelome abzeichnen
- die Nervenbiopsie und die Muskelbiopsie, die auf eine Vaskulitis (Entzündung der Blutgefäße) hinweisen können
- Eine Rotfärbung des Urins und eine Messung der Delta-Aminolaevulinsäure im Urin sind wesentliche Nachweise für eine Polyneuropathie durch Porphyrie.

Diese umfangreichen Untersuchungsmethoden lassen erahnen, wie schwierig sich eine sichere Diagnosestellung der Polyneuropathie gestalten kann. Dieses große Untersuchungsspektrum ergibt sich aus den zahlreichen Polyneuropathie-Formen und den Grunderkrankungen, aus denen die Polyneuropathie hervorgehen kann. Ist noch keine Grunderkrankung bekannt, so ist es wichtig, dass diese aufgedeckt oder ausgeschlossen wird.

Erschwerend kommt hinzu, dass die meisten Laborwerte zwar eine Grunderkrankung aufdecken können, aber nicht ermöglichen, eine Polyneuropathie direkt festzustellen. So können auch trotz dieser ausgeklügelten umfangreichen medizinischen Diagnostik bei ca. 20% der Polyneuropathien die eigentliche Ursache nicht ermittelt werden.

Wird schließlich doch eine Polyneuropathie diagnostiziert, sollte einer der nächsten Schritte aus einer Überprüfung bestehen, inwieweit innere Organe durch die Polyneuropathie betroffen sind. Dies ist ein Aspekt, der derzeit im medizinischen Alltag noch sehr häufig vernachlässigt wird.

Differentialdiagnostik

Bei der Diagnose der Polyneuropathie ist es enorm wichtig, dass sie ganz deutlich von anderen neurologisch bedingten Krankheiten abgegrenzt wird.

Denn weil eine Polyneuropathie Symptome mit sich bringt, die auch bei anderen Krankheiten auftreten, besteht eine große Verwechslungsgefahr, was nicht selten zu Fehldiagnosen führt. Damit die Symptome jedoch nicht fehlinterpretiert werden und eine eventuelle Falschbehandlung vermieden wird, sollte eine umfangreiche Differentialdiagnostik stattfinden.

Unter einer Differenzialdiagnose versteht man eine Gesamtheit aller gestellten Diagnosen, die eine Erklärung für die vorhandenen Symptome darstellen könnten. Eine Differenzialdiagnostik wird dann herangezogen, wenn keine sichere Diagnose für das Beschwerdebild erstellt werden kann. Ziel dieser auch als Ausschlussdiagnostik bezeichneten Vorgehensweise ist es, durch bestimmte Untersuchungen alle weiteren aufgrund der Symptomatik in Frage kommenden Erkrankungen auszuschließen.

Die Durchführung der Differenzialdiagnostik ist immer abhängig von dem Beschwerdebild und den betroffenen Organen. Auch das Alter des Patienten und eventuell zurückliegende Reisen fließen in die Diagnostik ein.

Ausgeschlossen werden müssen arterielle Durchblutungsstörungen, Erkrankungen des Gehirns und des Rückenmarks, Verletzungen der peripheren Nerven, Erkrankungen der Muskeln und das Restless Legs Syndrom.

Hauptsächlich werden die folgenden möglichen Erkrankungen und Beschwerden in die Differentialdiagnostik einbezogen:

- Restless Legs Syndrom (LGS)
- arterielle Durchblutungsstörungen
- Multiple Sklerose
- Krampfadern
- Bandscheibenvorfall
- Perniziöse Anämie / Vitamin-B12-Mangel
- Funikuläre Myelose
- Bandscheibenvorfall und Veränderungen der Wirbelsäule
- Schlafstörungen
- Muskelzuckungen
- Nächtliche Wadenkrämpfe
- Tabes dorsalis (Ausfall von Rückenmarksfunktionen)
- Karpaltunnelsyndrom
- Botulismus (lebensbedrohliche Lebensmittelvergiftung)

Nachfolgend werden einige dieser Krankheiten und Beschwerden erläutert:

Krampfadern

Da Krampfadern durch ihre dick hervortretenden bläulichen Venen leicht zu erkennen sind, können sie auch von Laien eindeutig von einer Polyneuropathie unterschieden werden. Allerdings laufen Personen mit Krampfadern Gefahr, dass ihre beklagten Symptome auf die Krampfadern geschoben werden, und eine weitergehende Diagnostik, die eine zusätzlich vorliegende Polyneuropathie aufdecken würde, unterbleibt oder wird erst in einem späteren Stadium erfolgen.

Im Unterschied zur Polyneuropathie sind die Füße bei Menschen mit Krampfadern häufig geschwollen. Nach längerem Stehen oder abends breitet sich dieses oftmals auch auf die Beine aus.

In schweren Fällen werden Krampfadern operativ entfernt oder verödet. Wenn danach immer noch die zuvor beklagten Symptome auftreten, wird vermutlich eine andere Ursache wie das Restless Legs Syndrom oder eine Polyneuropathie für diese Beschwerden verantwortlich sein.

Arterielle Durchblutungsstörungen

Auch bei den arteriellen Durchblutungsstörungen können Empfindungsstörungen und Schmerzen in den Beinen auftreten, sodass eine Verwechslungsgefahr mit anderen Krankheiten wie der Polyneuropathie besteht.

Durch arteriosklerotische Ablagerungen kommt es zu einer zunehmenden Verengung der Blutgefäße in den Beinen, sodass die Beinmuskeln nicht mehr mit der nötigen Blutmenge versorgt werden.

Die ersten Anzeichen dieser Durchblutungsstörungen machen sich bemerkbar, indem während einer Belastungssituation wie Treppensteigen plötzlich in den Waden krampfartige Schmerzen auftreten. Und je weiter die Krankheit fortschreitet, desto mehr Symptome gesellen sich hinzu. Typisch sind Hände und Füße, die sich aufgrund der mangelnden Durchblutung kalt anfühlen. Im Laufe der Zeit treten die Beschwerden zunehmend auch in Ruhephasen und nachts auf und bessern sich, sobald man ein paar Schritte geht.

Durchblutungsstörungen müssen frühzeitig diagnostiziert und behandelt werden, um weitreichende Folgen wie das Absterben von Gewebe an den Füßen und Beinen mit nachfolgenden Amputationen zu verhindern.

Multiple Sklerose

Sowohl die Polyneuropathie als auch die Multiple Sklerose äußern sich durch recht ähnliche Symptome und ein nicht immer eindeutiges Erscheinungsbild, was leicht zu Verwechslungen führen kann. Für den Nichtfachmann und ohne genaue klinische und labortechnische Untersuchung ist eine Unterscheidung in den meisten Fällen nicht möglich.

Während bei einer Polyneuropathie die Symptome beispielsweise häufig durch eine Mangelversorgung der Nervenzellen verursacht werden, sind die Nervenschädigungen im Falle der Multiplen Sklerose Folge eines Entzündungsprozesses, der die Ummantelung der Nervenfasern, die so genannten Markscheiden, zerstört. Hinzu kommt, dass sich bei einer Multiplen Sklerose noch andere Symptome bemerkbar machen und die Erkrankung meistens bereits in jüngeren Jahren in Erscheinung tritt.

Zwar gilt die Ursache dieser Erkrankung als nicht genau bekannt, aber man weiß, dass Autoimmunprozesse, genetische Faktoren und Infektionen bei der Entstehung eine große Rolle spielen und dazu führen, dass sich das Immunsystem des Körpers gegen körpereigenes Gewebe, in diesem Falle die Umhüllung der Nervenfasern, richtet.

Funikuläre Myelose

Bei der Funikulären Myeolose liegt ein Vitamin B12-Mangel zugrunde, sodass die Krankheit durch die Verabreichung von Vitamin B12 behandelt wird.

Charakteristisch sind die Motorik- und Sensibilitätsausfälle. Werden sie nicht rechtzeitig behandelt, kann sich die Krankheit bis zur Querschnittslähmung weiterentwickeln.

Bandscheibenvorfall und Veränderungen der Wirbelsäule

Durch Schädigungen der Wirbelsäule, einen Bandscheibenvorfall oder einen Tumor, der den Rückenmarkskanal betrifft, können Symptome auftreten, die ähnlich denen der Polyneuropathie sind wie beispielsweise Beinschmerzen, Muskelschwäche, Gefühlsstörungen oder Lähmungserscheinungen. Die Verwechslungsgefahr kann sehr groß sein und zu Fehlinterpretationen und Falschbehandlungen führen.

Die durch Bandscheibenschäden hervorgerufenen Symptome unterscheiden sich von der Polyneuropathie dadurch, dass sie in Ruhe- und Bewegungssituationen auftreten. Auch bei den Muskelreflexen zeigen sich durchaus deutliche Unterschiede.

Nächtliche Wadenkrämpfe

Wadenkrämpfe sind besonders unangenehm, wenn sie nachts auftreten. Durch plötzliche Schmerzen in den Waden wacht man auf und kann das betroffene Bein kaum bewegen, ohne dass dieses schmerzt. Weder durch Bewegung, noch durch Ruhe lassen sich diese Wadenkrämpfe lindern.

So lästig und schmerzhaft nächtliche Wadenkrämpfe auch sein mögen – im Vergleich zu diversen anderen Symptomen, die zu Verwechslungen im Zusammenhang mit der Polyneuropathie führen, gehören sie in der Regel zu den harmlosen Symptomen. Häufig liegt bei nächtlichen Wadenkrämpfen eine Störung des Mineralhaushaltes zugrunde, der mitunter auf einen Magnesiummangel zurückzuführen ist. In diesen Fällen kann nächtlichen Wadenkrämpfen am besten mit einem mineralstoffhaltigen Nahrungsergänzungsmittel entgegengewirkt werden.

Polyneuropathie oder Restless Legs?

Wenn es um Polyneuropathie geht, wird in diesem Zusammenhang auch häufig das Restless Legs Syndrom (RLS) erwähnt, was so viel heißt wie 'unruhige Beine' und neben den Polyneuropathien zu den am häufigsten vorkommenden neurologischen Erkrankungen zählt.

Da das Restless Legs Syndrom sehr ähnliche Symptome aufweist wie eine Polyneuropathie und bei beiden Krankheitsformen eine nächtliche Symptomverschlimmerung charakteristisch ist, kommt es häufig zu Verwechslungen und sogar Fehldiagnosen. Um Ihnen diesbezüglich etwas mehr Klarheit zu verschaffen, werden in diesem Kapitel die wesentlichsten Gemeinsamkeiten und Unterschiede betrachtet.

Ein typisches Symptom für das Restless Legs Syndrom sind Ziehen, Spannen, Kribbeln, Schmerzen, Störungen der Temperaturempfindungen oder andere als unangenehm empfundene Gefühle in den Beinen oder Füßen. In seltenen Fällen sind auch Arme und Hände betroffen. Dies entspricht also im Prinzip der Symptomatik, die auch bei der Polyneuropathie auftritt und somit leicht zu Verwechslungen führen kann.

Klarheit, um die beiden Erkrankungen unterscheiden zu können, ergibt die genauere Betrachtung des Schmerzes. Beim Restless Legs Syndrom empfinden die Betroffenen die Schmerzen nicht brennend, sondern eher als stechend und diffus. Die durch eine Polyneuropathie auftretenden Schmerzen werden hingegen eher als oberflächlich und nicht so tief in die Waden reichend beschrieben.

Ein weiteres Unterscheidungsmerkmal ergibt sich durch den stetigen Bewegungsdrang, der bei dem Restless Legs Syndrom, aber nicht bei der Polyneuropathie besteht. Dieser Drang wird dadurch hervorgerufen, weil die Symptome zumindest zeitweilig durch die Bewegung gelindert werden können. Denn sobald eine Muskeltätigkeit der betroffenen Gliedmaßen durch Umhergehen oder Kniebeugen erfolgt, kommt es sofort zu einer Symptomverbesserung, die allerdings beim Erlangen der nächsten Ruhesituation wieder abnimmt.

Begleitet werden die Symptome oftmals durch Zuckungen und unwillkürliche Bewegungen in den Beinen, die jedoch von dem Patienten in aller Regel nicht bemerkt werden. Durch diese Zuckungen kommt es zu Störungen des Schlafes – ein Ein- oder Durchschlafen ist in den seltensten Fällen möglich, sodass die sehr ausgeprägten Schlafstörungen im Unterschied zu der Polyneuropathie zu den typischen Symptomen des Restless Legs Syndroms gehören.

Der Schlafmangel kann zu weiteren Symptomen führen wie chronische Müdigkeit, Antriebslosigkeit, Erschöpfung, Konzentrationsstörungen, Unruhe, Vergesslichkeit und als Spätfolge auch Depressionen. Ist das Restless Legs Syndrom von Schmerzen begleitet, kommt es nicht selten zur Ausbildung eines chronischen Schmerzsyndroms. Die Symptome sind also auch bei dieser Erkrankung der einer Polyneuropathie sehr ähnlich.

Hingegen liegt ein weiterer wesentlicher Unterschied der beiden Krankheitsformen in der zugrundeliegenden Ursache der Symptome. Während bei der Polyneuropathie in vielen Fällen eine Mangelversorgung der Nerven die Ursache der Symptome ist, gibt es beim Restless Legs Syndrom nur Mutmaßungen bezüglich der Ursachen. Demnach geht man nach derzeitigem Wissensstand davon aus, dass die Symptome als Folge einer Störung des körpereigenen Transmitterstoffwechsels, besonders des Neurotransmitters Dopamin, auftreten. Allerdings weisen beide Krankheitsformen in diesem Aspekt auch eine Gemeinsamkeit auf, denn beide Varianten können durch einen Vitamin B12-Mangel oder Folsäure-Mangel begünstigt werden.

Schwierig wird es in der Diagnostik und Therapie, wenn ein Patient unter beiden Störungen leidet, nämlich der Polyneuropathie und dem RLS. In diesen Fällen ist es wichtig, dass die jeweiligen Einzelsymptome herausgefiltert und gegebenenfalls symptomatisch behandelt werden.

Um die Diagnose des Restless Legs Syndroms zu erleichtern, wurden von der International Restless Legs Syndrome Study Group mehrere Kriterien erstellt, von denen die folgenden 4 erfüllt sein müssen, um die Diagnose RLS stellen zu können:

1. Bewegungsdrang

Der Bewegungsdrang kann alleine oder in Verbindung mit Missempfindungen in den Extremitäten auftreten. Meistens sind die Beine, manchmal auch die Arme betroffen. Bei einer mittelgradigen bis schweren Ausprägung müssen die Betroffenen nachts aufstehen, um sich zu bewegen und damit die Symptome zu lindern.

2. Motorische Unruhe

Die Patienten haben eine permanente Unruhe und das Gefühl, dass sie sich bewegen müssen, um eine Symptomlinderung zu erreichen. Im Bett drehen und wenden sie sich ständig, sie schütteln die Beine, zappeln mit den Füßen. Die Beine und Füße scheinen in permanenter Bewegung.

3. Symptomverstärkung bei Ruhe

Die Patienten empfinden in Ruhephasen eine Verschlimmerung der Symptome. Durch Bewegung lassen sich die Symptome teilweise oder vorübergehend lindern.

4. Symptomverstärkung gegen Abend oder nachts

Während gegen Morgen eine Reduzierung der Symptome festgestellt wird, kommt es gegen Abend oder nachts zu einer deutlichen Verstärkung. Die Tagesrhythmik unterliegt einem stets wiederkehrenden tageszeitlichen Muster und ist unabhängig von der Schlafenszeit.

Schulmedizinische Therapiemöglichkeiten

Die Behandlungsaussichten sind umso besser, je frühzeitiger eine Polyneuropathie erkannt und behandelt wird. Doch genau hier liegt die Krux, denn die Erkrankung lässt sich gerade in ihrer Anfangsphase oftmals nur sehr schwer feststellen.

So individuell wie eine Polyneuropathie verläuft, so individuell ist auch ihr Therapieweg. Es gibt keinen Königsweg, der für alle Betroffenen gleichermaßen wirken würde, sondern es muss häufig ausgetestet werden, welche Therapien und Medikamenten am besten greifen.

Bei einer erworbenen Polyneuropathie richtet sich die Therapie immer nach der jeweiligen Ursache, die die Krankheit ausgelöst hat. Denn wenn die Polyneuropathie als Folge einer anderen Erkrankung wie beispielsweise eines Diabetes, einer Alkoholabhängigkeit, Infektion oder Vergiftung entsteht, wird immer diese Grunderkrankung behandelt. Die Symptome der Polyneuropathie werden hierdurch in den meisten Fällen stark oder sogar ganz gelindert. Dies zeigt, wie wichtig es ist, die Ursache der Polyneuropathie herauszufinden. Bleibt der Auslöser nämlich unentdeckt, so verschlechtern sich die Aussichten auf eine gesundheitliche Verbesserung ganz enorm. Ausnahme bilden auch die angeborenen bzw. erblichen Formen der Polyneuropathie, bei denen keine andere Ursache zugrunde liegt.

Hat man hingegen die Ursache der Polyneuropathie herausgefunden, so verbessern sich die Aussichten auf eine Symptomlinderung oft eklatant. Inwieweit sich die Symptome jedoch verbessern, ist von verschiedenen Faktoren abhängig. Besonders der Schweregrad der bereits eingetretenen Schädigungen von Nerven und Muskeln spielt hier eine entscheidende Rolle. Der Therapieerfolg ist aber auch davon abhängig, inwieweit die Grunderkrankung bereits fortgeschritten ist und wie individuell die verordnete Therapie angepasst wird.

Eine diabetische Polyneuropathie ist vergleichsweise gut behandelbar, indem die Einstellung des Blutzuckers optimiert wird. Auch durch die intravenöse Verabreichung von Alpha-Liponsäure können sich deutliche Verbesserungen der diabetischen Polyneuropathie einstellen. Polyneuropathien, die sich als Folge rheumatischer Erkrankungen oder einer Chemotherapie entwickeln, sind hingegen wesentlich schwieriger zu therapieren.

Im Falle der Alkoholabhängigkeit kann eine deutliche Verbesserung erreicht werden, wenn der Alkoholkonsum beendet wird.

Ist die Polyneuropathie Folge einer Infektion, ist auf die regelmäßige und genaue Einnahme der verschriebenen Antibiotika und antiviralen Medikamente zu achten.

Wenn die Polyneuropathie immunbedingt ist wie bei einer rheumatischen Arthritis oder einem Buillain-Barré-Syndrom, werden oftmals immununterdrückende Medikamente wie Cortison oder Azathioprin verwendet.

Entsteht eine Polyneuropathie aufgrund einer akuten Vergiftung, kann durch Magenspülungen mit Aktivkohle eine weitere Aufnahme von Giftstoffen in den Körper verhindert werden. Auch spezielle Medikamente können die Wirkung des Giftes auf den Körper vermindern, indem sie die Giftstoffe an sich binden. Natürlich ist darauf zu achten, dass ein weiterer Kontakt mit den entsprechenden Giftstoffen vermieden wird. Bei einer chronischen Vergiftung ist eine umfangreiche und langfristige Entgiftung erforderlich, die nicht mit einer einmaligen Verabreichung von Entgiftungspräparaten erledigt ist.

Die Behandlung der Polyneuropathie kann sowohl kausal als auch symptomatisch erfolgen. Eine kausale Therapie versucht, die Ursache der Erkrankung zu beseitigen; eine symptomatische Behandlung dagegen strebt danach, die auftretenden Symptome in den Griff zu bekommen. Die Behandlungen setzen sich dabei aus allgemeinen Therapieformen und bei Bedarf aus besonderen Schmerztherapien zusammen.

Die kausale Behandlung basiert vor allem auf einer direkten Behandlung der eigentlichen Grunderkrankung. Dabei gilt, dass die zugrundeliegende Erkrankung, sofern diese bekannt ist, möglichst aggressiv behandelt wird. Bei einer auf Diabetes basierten Polyneuropathie wird eine noch strengere Kontrolle des Blutzuckerspiegels angestrebt.

Bereits bei der Diabetes-Diagnose kann man selbst einiges tun, um die Entwicklung einer Polyneuropathie zu verhindern, denn wenn man seinen Blutzuckerspiegel immer gut ausbalanciert und eingestellt hält, reduziert man das Risiko einer Polyneuropathie gravierend.

Im Gegensatz zur kausalen Behandlung zielt die symptomatische Behandlung nicht darauf ab, die hinter der Polyneuropathie liegende Erkrankung zu therapieren, sondern will vielmehr die auftretenden Symptome lindern oder ganz ausschalten. Eine symptomatische medikamentöse Therapie kann unterstützend bei allen Polyneuropathie-Formen sein. Auch hier sind die auftretenden Symptome recht verschieden und abhängig von der Grunderkrankung.

Treten beispielsweise Erbrechen, Übelkeit und Völlegefühl auf, kann die Einnahme von mehreren kleinen Mahlzeiten anstelle von drei großen bereits helfen. Möglicherweise kann der Arzt auch spezielle Medikamente verschreiben, die die Bewegung des Magen-Darm-Trakts anregen. Falls Sie dagegen unter Verstopfung leiden, sollten Sie darauf achten, ausreichend Flüssigkeit und viele Ballaststoffe zu sich zu nehmen. Soweit dies körperlich möglich ist, sollte für regelmäßige Bewegung gesorgt werden.

Tritt dagegen akuter Durchfall auf, sollten Sie einen Arzt konsultieren, da hier die Gefahr eines zu starken Flüssigkeits- und Nährstoffverlustes besteht. Ihr Arzt wird Ihnen die geeigneten Medikamente verschreiben.

Auch Schwindelanfälle und körperliche Schwäche zählen zu den auftretenden Symptomen. Oft tritt ein Schwindelgefühl beim Aufstehen nach einer längeren Ruhephase auf. Hier kann es helfen, mit erhöhtem Oberkörper zu ruhen bzw. zu schlafen. Auch das Tragen von Stützstrümpfen kann gute Erfolge zeigen.

Vermeiden Sie, zu schnell und ruckhaft aufzustehen. Nehmen Sie sich Zeit und stehen Sie langsam auf.

Auch das Harnsystem und die Sexualität können von einer Polyneuropathie betroffen sein. Tritt Blasenschwäche auf, ist der regelmäßige frühzeitige Gang zur Toilette anzuraten. In der Praxis hat sich ein Intervall von 3 Stunden bewährt. Auf diese Weise kann unkontrollierter Harndrang eingedämmt werden. Zudem verbleibt immer nur eine sehr geringe Menge Restharn in der Blase, so dass die Gefahr einer Infektion klein gehalten wird. Gegebenenfalls kann das manuelle Entleeren der Blase mithilfe eines Katheders erlernt werden.

Auch Potenzschwäche kann als Folge einer medikamentösen Therapie, beispielsweise durch Antidepressiva oder bei Diabetes auftreten. Möglicherweise kann der Wechsel auf ein anderes Präparat hilfreich sein.

So unterschiedlich die jeweiligen Therapien aufgrund der zugrundeliegenden Krankheitsursache auch ausfallen – für jede Form der chronischen Polyneuropathie gilt gleichermaßen, dass sie durch physikalische Maßnahmen wie Physiotherapie oder Verabreichung bestimmter Medikamente behandelt werden. Bei der medikamentösen Behandlung kommen hauptsächlich Schmerzpräparate zum Einsatz.

Die physikalischen Maßnahmen können neben der Krankengymnastik auch Methoden wie Bewegungsbäder, Wärmeanwendungen, Massagen, galvanische Methoden oder Wechselbäder beinhalten. Lesen Sie hierzu das übernächste Kapitel ‚Rehabilitation bei Polyneuropathie'.

Cortison bei immunvermittelten Neuropathien

Wenn eine Polyneuropathie mit Entzündungen einhergeht, kommt in vielen Fällen Cortison zum Einsatz. Dies gilt insbesondere bei immunbedingten Polyneuropathien wie der rheumatischen Arthritis. Bei über 90% der Betroffenen ist die Cortisonbehandlung eine effektive Therapieform. Sobald das Cortison nicht mehr eingenommen wird, kommt es allerdings bei ca. 70% der Patienten zu Rückfällen.

Auch im Zusammenhang mit dem Guillain-Barré-Syndrom wird der Einsatz von Cortison immer wieder diskutiert. Bisweilen scheint hier jedoch noch ein tatsächlicher Nachweis der Wirksamkeit zu fehlen.

Bei Cortison handelt es sich um einen Wirkstoff, der im Körper als Baustein für das Hormon Cortisol vorkommt. Es hilft, die Entzündung und die Immunreaktion des Körpers zu unterdrücken. Um dies zu erreichen, muss die verabreichte Dosis allerdings deutlich höher sein als die vom Körper produzierte.

Ziel dieses Medikamentes ist es, die Entzündungsprozesse zu stoppen oder sie zumindest zu reduzieren und das Fortschreiten der Erkrankung zu verlangsamen.

Da die Nebenwirkungen durch Cortison gravierend sein können, muss die Anwendung dieser Therapie immer gründlich abgewogen werden. Wenn die Symptome der Polyneuropathie nur sehr leicht sind, rechtfertigen sie in der Regel noch keine Cortisonbehandlung.

Cortison gibt es in verschiedenen Darreichungsformen und wird je nach Indikation in Form von Sprays, Tabletten, Cremes oder Säften verabreicht. Je nach Symptomen wird Cortison als Lokaltherapie direkt an der betreffenden Körperstelle eingesetzt. Wenn es um eine lokale Behandlung geht, kann das Cortison auch als Spritze gegeben werden.

Systemisch wirkendes Cortison wird in schwerwiegenden Krankheitsfällen eingesetzt und wenn innere Organe betroffen sind.

Grundsatz der Cortisonbehandlung sollte immer sein, die Behandlung so rechtzeitig wie möglich, aber dennoch nicht zu früh zu beginnen. Dabei muss die Dosierung angemessen gewählt werden, also nicht zu niedrig, aber auch nicht zu hoch. Meistens ist eine längerfristige Einnahme erforderlich.

Cortison wird als alleiniges Präparat oder auch in Kombination mit weiteren Medikamenten verordnet. Meistens wird die Cortison-Dosierung mittel bis hoch gewählt. Sobald sich die Symptome verbessern, wird die Dosierung reduziert, um unerwünschte Nebenwirkungen zu vermeiden oder zu verringern.

Alternativ zu Cortison kann auch intravenöses Immunglobulin oder eine Plasmapherese in Betracht kommen. Da es sich hierbei jedoch um teurere Varianten handelt, kommen sie im Vergleich zum Cortison eher selten zum Einsatz.

Rehabilitation bei der Polyneuropathie

Rehabilitationsmaßnahmen bilden bei der Behandlung der Polyneuropathie einen wichtigen Baustein, um das Fortschreiten der Erkrankung aufzuhalten oder zumindest hinauszuzögern oder um den Gesundheitszustand zu verbessern. Dabei geht es auch darum, dem Patienten dazu zu verhelfen, auch mit der Krankheit ein weithin selbst bestimmtes Leben zu führen. Wenn man noch im Berufsleben steht, ist es ein wichtiges Ziel, die Arbeitskraft wieder herzustellen oder zu erhalten. Eine Rehabilitationsmaßnahme soll also letztendlich nicht nur die Lebensqualität mit dem körperlichen und geistigen Wohlbefinden verbessern, sondern auch die Leistungsfähigkeit.

Besonders dann, wenn die Beschwerden nicht zurückgehen, wenn sich der Krankheitsverlauf als chronisch abzeichnet oder der Erhalt der Arbeitskraft in Gefahr gerät, sind Rehabilitationsmaßnahmen angezeigt.

Die Rehabilitationsmaßnahmen für die Polyneuropathie sind sehr vielfältig und berücksichtigen die wesentlichen individuellen Aspekte der Beschwerden, die durch die Krankheit auftreten. Die einzelnen Rehabilitationsmaßnahmen richten sich dabei nach den persönlichen Bedürfnissen des Patienten, sodass das Behandlungskonzept individuell auf den Patienten zugeschnitten wird.

Um dies bestmöglich gewährleisten zu können, empfiehlt sich der Aufenthalt in Fachkliniken, deren Ärzte sich auf neurologische Erkrankungen spezialisiert haben. Alternativ kann eine Rehabilitation oftmals auch ambulant in speziellen Krankenhausambulanzen oder Physiotherapie-Praxen erfolgen.

Ein stationärer Klinikaufenthalt hat allerdings den Vorteil, dass man quasi eine Rundum-Betreuung erhält. Man ist aus seinem persönlichen Alltag mit all seinen Verpflichtungen und Ablenkungen herausgelöst und kann sich konsequent auf seine Gesundheit konzentrieren.
Darüber hinaus ist bei einem Klinikaufenthalt ein weiterer positiver Aspekt gegeben: Durch den Kontakt zu Mitbetroffenen sieht man, dass man nicht alleine mit seinem Leiden ist. Oftmals verändert sich nach einer stationären Rehabilitation die Sichtweise auf die eigene Krankheit. Denn die Beispiele und Schicksale anderer Betroffener bewegen und geben Trost und Mut. Es entsteht eine Gemeinschaft unter Gleichgesinnten, die oftmals in langjährige Bekanntschaften und Freundschaften münden.

Man steht nämlich nicht alleine da, auch andere sind betroffen. Der Austausch und die soziale Kommunikation sind ebenso wichtig und förderlich für die Verbesserung des Allgemeinzustandes.

Stationäre Rehabilitationsmaßnahmen sind zeitlich begrenzt und gehen über einen Zeitraum von mehreren Wochen. Eine erneute Rehabilitation kann wieder beantragt werden. Viele Patienten werden in der Rehabilitation auch dazu angehalten, Übungen und neu erworbene Erfahrungen in den Alltag einzubeziehen. Das gelingt auch den meisten Patienten sehr gut, auch wenn der innere Schweinehund manchmal besänftigt werden muss. Doch wer positive Erfahrungen mit bestimmten Anwendungen gemacht hat, die Beschwerden lindern, der behält sie oftmals auch bei. Daneben wird aber auch der Sinn geschärft für weitere Methoden, die bei der Krankheit hilfreich sein können.

Physiotherapie

Den grundlegenden Baustein der Rehamaßnahmen stellt die Physiotherapie dar. Gerade bei Bewegungsstörungen, Gangunsicherheiten, Muskelschwäche, chronischen Beschwerden im Rücken und Blasenfunktionsstörungen, zeigt sich die Physiotherapie als sehr wirksam. Die Bewegungsfähigkeit des Patienten soll durch die physiotherapeutischen Maßnahmen weitestgehend erhalten bleiben oder verbessert werden.

Polyneuropathie-Patienten klagen häufig über Schmerzen, Schmerzen und nochmals Schmerzen. Wenn sie mit einer Bewegungstherapie beginnen oder generell Sport betreiben, kann sich der Schmerz nochmals zusätzlich verstärken. Und am Tag nach der körperlichen Belastung kann dieser Schmerz sogar noch unangenehmer werden.

So sollten Polyneuropathie-Betroffene anfangs ganz vorsichtig mit sportlicher Betätigung beginnen. Auch Physiotherapeuten wissen, dass sie es bei der Polyneuropathie mitunter mit einem sehr schwerwiegenden Krankheitsbild zu tun haben, auf das man sehr einfühlsam und geduldig eingehen muss.

Letztendlich sollen die physiotherapeutischen Maßnahmen zu einer Verbesserung des Gesundheitszustandes führen, indem insbesondere die Schmerzen gelindert und nicht verstärkt werden und indem der Patient motiviert und nicht demotiviert wird.

Aus der Vielfalt physikalischer Therapien werden besonders passive Behandlungen von den Betroffenen akzeptiert. Das rührt häufig daher, dass sich viele von ihnen durch zuvor durchgeführte Bewegungstherapien erschöpft oder überfordert gefühlt haben. Das ist durchaus nachvollziehbar, denn gerade Polyneuropathie-Patienten, die schon seit mehreren Jahren unter den Symptomen leiden, fallen in ihrer allgemeinen Leistungsfähigkeit deutlich ab. Auch die Schnellkraft ist deutlich vermindert.

Deshalb müssen Physiotherapeuten bei Polyneuropathie-Patienten besonders darauf achten, dass sie mit der Therapie ganz vorsichtig beginnen. Auch eine zuvorkommende, behutsame persönliche Zuwendung zeigt deutliche Erfolge.

Ansonsten besteht immer die Gefahr, dass die Betroffenen aufgeben und die Behandlung zu frühzeitig abbrechen. Gezielte Gymnastik wie isometrische Übungen, Dehnübungen und Übungen zur gezielten Muskelkräftigung sollten angewendet werden. Gut eignen sich auch Übungen an Geräten. Aber auch hier ist wieder darauf zu achten, dass anfangs mit möglichst wenigen Durchgängen und mit geringen Gewichten begonnen wird, um eine Überanstrengung und Demotivierung zu vermeiden.

Erst mit der Zeit erweisen sich Steigerungen als günstig und zwar meistens dann, wenn die Betroffenen ein besseres Körpergefühl entwickelt haben und sich allgemein kräftiger fühlen, sodass sie sich persönlich auch mehr Leistung zutrauen.

Bei den meisten Polyneuropathie-Patienten kommt dem Aufbau der Muskelkraft eine ganz zentrale Bedeutung zu, um Folgeschäden der Polyneuropathien abzumildern. Durch gezieltes Training kann bei vielen Patienten eine Zunahme der Muskelkraft um ca. 20% erreicht werden.

Zur Muskelkräftigung werden gezielte Übungen angewandt, wie beispielsweise die folgenden:

Die Galileo-Methode:

Die Person steht auf einer Wippe, die sich mit einer Frequenz von 5 bis 30 Mal pro Sekunde auf und ab bewegt. Die Bewegungshöhe belastet oder ängstigt den Patienten in der Regel nicht. Die Person macht aktiv gar nichts, ist aber dennoch während der Bewegung fortlaufend bemüht, die Bewegung auszugleichen. Der Effekt, der damit erzielt wird, ist ein Wechsel zwischen Muskelanspannung und -entspannung.

Pacing-Methode:

Auf MTT-Geräten, bei denen nur mit minimalen Gewichten gearbeitet wird, soll die Muskulatur kontinuierlich gekräftigt werden.

Mit der Physiotherapie können jedoch nicht nur alle wichtigen Funktionen der Gelenke, Arme und Beine gestärkt werden, sondern auch die Koordinations- und Ausdauerübungen gehören häufig zum Programm. Hierfür trainieren Physiotherapeuten mit dem Patienten an Geräten und mit speziellen Hilfsmitteln wie beispielsweise einem Terraband, einem Ball oder Seil. Sie zeigen Übungen, leiten an und erklären, wie man auch im Alltag die neu gewonnenen Erfahrungen umsetzen kann.

Darüber hinaus werden Alltagssituationen erprobt. Hier ist häufig das Auf- und Abgehen von Treppen ein Trainingsbaustein, um mehr Sicherheit für den Alltag zu erlangen. Überhaupt wird es bei vielen Patienten darum gehen, den Umgang mit der vorhandenen Gangunsicherheit zu erlernen, um das Sturzrisiko zu reduzieren.

Aber auch das Verständnis für Bewegungsabläufe und den eigenen Körper wird verbessert.

Der Patient wird ebenso herausfinden, welche Übungen und Maßnahmen ihm persönlich sehr gut tun und welche ihm weniger liegen. Hier kann und sollte er sich mit dem Physiotherapeuten absprechen.

Die physiotherapeutischen Maßnahmen sind auch im Hinblick auf Funktionsstörungen von Blase und Darm sehr wirkungsvoll. Denn durch das gezielte Training der Beckenbodenmuskulatur lernt der Patient Kniffe und Tricks, wie er seine Blasenfunktion stärken kann, wie die Verdauung gefördert wird etc. Oftmals sind es unspektakuläre und einfache Übungen, die schon große Wirkung zeigen.

Ergotherapie

Neben der Physiotherapie kann es auch erforderlich sein, ergotherapeutische Maßnahmen zu ergreifen. Denn durch die Polyneuropathie kann auch der Ablauf von alltäglichen Verrichtungen beeinträchtigt werden. So können sogar einfache Alltagsdinge wie der Geschirrabwasch oder das Ankleiden zu einem großen Problem werden, weil diese Verrichtungen ohne Hilfe kaum noch möglich sind. Um den Alltag trotz der körperlichen Einschränkungen, so gut es geht, alleine bewältigen zu können, ist die Ergotherapie eine unterstützende Maßnahme.

In der Ergotherapie lernt der Patient, trotz der körperlichen Einschränkungen einen eigenständigen Haushalt zu führen, sich aber auch im Zusammenleben mit anderen aktiv zu beteiligen.

Auch Hilfsmittel, die das Leben erleichtern wie z. B. Gehhilfen, werden mit einbezogen. Diese Hilfsmittel werden den Patienten bei Bedarf verordnet. Das Berufsleben findet in der Ergotherapie ebenso Berücksichtigung. Der ergonomische Arbeitsplatz, die Vermeidung von Belastungssituationen, Vereinfachungen für den Arbeitsablauf und vieles mehr lernt der Patient in der Ergotherapie kennen.

Eine häufig in der Ergotherapie eingesetzte Methode ist die Therapie mit Urias-Druckbandagen, die im unteren Extremitätenbereich erfolgt.

Logopädische Therapie

Da es in Einzelfällen auch zu einer Beeinträchtigung beim Schlucken und Sprechen kommen kann, wird möglicherweise auch eine logopädische Behandlung in Betracht kommen. Hier wird das Schlucken und Sprechen anhand geeigneter Maßnahmen geübt. Auch Schwierigkeiten der Sprechgeschwindigkeit können hierdurch behandelt werden.

Schmerzbewältigung

Bei der Polyneuropathiebehandlung steht neben der Einschränkung der Mobilität oftmals der Schmerz im Mittelpunkt des Krankheitsgeschehens. Somit ist es ein nachvollziehbares Anliegen der meisten Patienten, die auftretenden Schmerzen zu lindern.

Je nach Schweregrad der Erkrankung und dem individuellen Schmerzempfinden kommen verschiedene Möglichkeiten zur Schmerzreduzierung in Betracht. Häufig spielt dabei die symptomatische Therapie eine ganz zentrale Rolle.

Welches Medikament auch letztendlich eingesetzt wird – eine regelmäßige Einnahme zu festen Zeiten und rechtzeitig vor einem erneuten Auftreten der Schmerzen ist für eine erfolgreiche Wirksamkeit enorm wichtig. Dies soll nicht nur zur Verhinderung der Schmerzen führen, sondern auch die Angst reduzieren, die möglicherweise vor einer erneuten Schmerzattacke bestehen kann.

Ziel einer jeden Schmerzbehandlung sollte es sein, das Auftreten der Schmerzen weitestgehend zu verhindern. Und wenn schon kein schmerzfreies Leben erreicht werden kann, so sollte zumindest eine Schmerzreduzierung erfolgen, um die Krankheit besser ertragen zu können und eine gesteigerte Lebensqualität zu ermöglichen.

Im Allgemeinen richtet sich eine medikamentöse Schmerzbehandlung nach der folgenden 3-Stufen-Therapie der WHO:

1. Stufe

Entzündungshemmende Medikamente:

Zu Beginn der Erkrankung versuchen viele Betroffene durch eigenes Herumprobieren mit frei verkäuflichen Schmerzmedikamenten, ihre Symptome zu lindern. Besonders wenn die Schmerzen zunächst nur gelegentlich auftreten, greift man zu bekannten Präparaten wie beispielsweise auf Acetylsalicylsäure basierende Medikamente (Aspirin) oder Ibuprofen, das zur Gruppe der nicht steroidalen Antirheumatika (NSAR) gehört und bei einer Dosierung bis zu 400 mg pro Tablette nicht verschreibungspflichtig ist.

Viele Anwender wiegen sich bei der Einnahme rezeptfreier Präparate allerdings zu sehr in Sicherheit, gemäß dem Motto: Wenn man die Präparate rezeptfrei erhalten kann, sind sie ja vermutlich ganz harmlos und nicht mit Nebenwirkungen verbunden. Doch weit gefehlt!

Denn wenn rezeptfreie Präparate beispielsweise über einen längeren Zeitraum eingenommen werden, eine zu hohe Dosierung gewählt wird oder unverträgliche Inhaltsstoffe enthalten, können auch diese Medikamente unerwünschte Nebenwirkungen auslösen. Bei Ibuprofen kann es beispielsweise nicht nur zu allergischen Reaktionen und Hautausschlägen kommen, sondern auch zu Leber- und Nierenschäden.

Aufgrund möglicher Nebenwirkungen sollte bei einer langfristig angelegten Einnahme insbesondere der Magen-Darmbereich regelmäßig kontrolliert werden. Denn im Laufe der Zeit kann es zu einer Bildung von Magengeschwüren sowie zu einer Schleimhautblutung kommen. Eine mögliche vorbeugende Maßnahme kann in der Verabreichung von magenschützenden Präparaten bestehen.

Wenn bei der Polyneuropathie-Behandlung eine entzündungshemmende Wirkung im Vordergrund stehen soll, kommt häufig das Medikament Diclofenac zum Einsatz. Die Wirksamkeit setzt an den sogenannten Prostaglandinen an, die stets bei Entzündungen entstehen und als Botenstoffe die geschädigten Nervenenden reizen. Die entzündungshemmenden Medikamente sollen schließlich dazu führen, dass keine Prostaglandine mehr produziert werden, sodass die Schmerzen nachlassen.

Je nach Präparat ist eine mehrmalige Einnahme pro Tag notwendig, weil nach einigen Stunden die Wirksamkeit nachlässt. Möglich ist auch, dass diese herkömmlichen Schmerzmittel kaum oder gar keine Wirkung zeigen. Leider ist dies bei neuropathologischen Schmerzen keine Seltenheit.

2. Stufe

Milde Opiate

Wenn Präparate der Stufe 1 nur unzureichende Ergebnisse zeigen, kommen Substanzen der Stufe 2 zum Einsatz.

Es handelt sich hierbei um eine Wirkstoffgruppe, die, ähnlich den Morphinen, eine starke schmerzstillende Wirkung zeigen, wenngleich sie nicht so schmerzstillend wirken wie die starken Opiate. Zu dieser Medikamentengruppe gehören Wirkstoffe wie Codein, Naloxon und Tramadol.

Sie können zur Schmerzreduzierung, aber auch zur Linderung der Missempfindungen führen, die im Rahmen der Polyneuropathie auftreten.

Auch wenn immer noch sehr häufig die Auffassung vertreten wird, Opiate könnten aufgrund ihres Suchtpotentials zu einer (psychischen) Abhängigkeit führen, so widersprechen erfahrene Schmerztherapeuten immer mehr. Sie verweisen darauf, dass die Schmerzmittel den jeweiligen Wirkstoff nur sehr langsam abgeben und nur die Schmerzen reduziert werden, nicht jedoch ein Rauschzustand wie bei einer Drogenabhängigkeit entstehe.

Dennoch ist die Angst vor dem Suchtpotential nach wie vor der Hauptgrund, der viele Ärzte und Patienten dazu veranlasst, eine Opiatbehandlung so lange wie möglich hinauszuzögern.

3. Stufe

Starke Opiate

Bei schwer ausgeprägter Polyneuropathie lassen sich die Schmerzen oftmals nur durch den Einsatz von stark wirksamen Opiaten erreichen.

Aber erst wenn die Maßnahmen der Stufen 1 und 2 erfolglos bleiben, sollte der Einsatz dieser Opiate in Betracht kommen. Als bekannteste Substanz dieser Gruppe gilt das Morphin.

Die Wirksamkeit dieser stark wirksamen Opiate wird darauf zurückgeführt, dass sie im Gehirn und Rückenmark schmerzhemmend wirken.

Auch eine Kombinationstherapie, die aus einem Opiat und einem Dopaminagonisten besteht, kann wirksam sein. Dies wird darauf zurückgeführt, dass an verschiedenen Körperstellen eine Schmerzhemmung erreicht wird. Die Kombinationstherapie hat schließlich den überzeugenden Vorteil, dass die Dosierung beider Medikamente geringer gewählt werden kann, was zu einer Reduzierung von Nebenwirkungen führen soll.

Kommt es schließlich zum Einsatz von Opiaten, können Nebenwirkungen wie beispielsweise Schwindel, Übelkeit, Erbrechen und eine stark ausgeprägte Tagesmüdigkeit auftreten. Wenn zusätzlich zur Polyneuropathie eine Schlafapnoe vorliegt, ist unbedingt darauf zu achten, dass keine Opiate verwendet werden, die zu einem verminderten Atemantrieb führen (atemdepressiv).

Welches der verschiedenen Opiate schließlich eingesetzt wird, hängt ganz von den individuellen Begebenheiten ab. Ein entscheidender Faktor ist die Ausprägung der Schmerzen. Während bei akut auftretenden Schmerzen schnell wirksame Opiate eingesetzt werden, bevorzugt man bei einer Dauertherapie und kontinuierlichen Schmerzbehandlung sogenannte Retardpräparate, bei denen der Wirkstoff langsam und gleichmäßig freigesetzt wird. Retardpräparate gibt es in verschiedener Darreichungsform wie in Tabletten, Spritzen oder Pflastern.

Mittlerweile werden häufig opiathaltige Schmerzpflaster eingesetzt, die als großer Fortschritt in der heutigen Schmerztherapie gelten. Denn je nach Dosierung und Wirkstoff müssen die Schmerzpflaster nur alle 3 bis 7 Tage gewechselt werden. Ein weiterer wesentlicher Vorteil der Schmerzpflaster besteht darin, dass der enthaltene Wirkstoff nach seiner Freisetzung zuerst ins Blut übergeht und somit der Magen-Darm-Trakt umgangen wird. Probleme mit dem Verdauungstrakt können so deutlich reduziert werden. Auch für Patienten, die von Schluckbeschwerden oder häufigem Erbrechen betroffen sind, ist die Anwendung der Schmerzpflaster oft eine bevorzugte Option gegenüber Schmerztabletten.

Da bei Pflastern im Vergleich zu Tabletten keine kurzfristige Dosisveränderung möglich ist, bevorzugt man den Einsatz von Pflastern bei Schmerzen, die in ihrer Ausprägung gleichbleibend sind und keinen Schwankungen unterliegen.

Grundsätzlich können Schmerzpflaster auf alle Körperteile geklebt werden und nicht nur dort, wo die Schmerzen auftreten. Bevorzugt sollte man das Pflaster auf einen Körperbereich kleben, der sich nicht ständig in Bewegung befindet wie beispielsweise der Rücken oder der Bauch.

Wenn die Retard-Präparate in Form von Tabletten eingenommen werden, sollte dies ca. 30 Minuten vor einer Mahlzeit mit viel Flüssigkeit (200 ml Wasser) erfolgen. Festes Essen sowie kalorienreiche Getränke und Fruchtsäfte führen zu einer verzögerten Magenentleerung und somit zu einer Beeinträchtigung der Medikamentenwirksamkeit.

Begleitende Medikamente

Da eine Schmerzbehandlung nicht immer von Erfolg gekrönt ist, kommt es bei vielen Patienten auf allen 3 Stufen der Schmerzbehandlung auch zum Einsatz von Medikamenten, die eigentlich zur Therapie von Depressionen oder Krampfleiden verwendet werden. Dies sind Medikamente wie Antidepressiva, Neuroleptika, Psychopharmaka und Antiepileptika. Da viele dieser Präparate über eine eigene schmerzhemmende Wirkung verfügen und verhindern, dass die Schmerzsignale im Körper weitergeleitet werden, eignen sie sich häufig zur Kombination mit den Schmerzmedikamenten.

Neben der Schmerzreduzierung ermöglichen Antidepressiva häufig auch einen besseren Umgang mit der Krankheit und ermöglichen den Patienten oftmals, dass sie ihre krankheitsbedingte Situation besser ertragen können.

Biologisch gesehen sind Schmerzen und Depressionen durchaus vergleichbar. Es kommt bei beiden Erkrankungen zu einem Ungleichgewicht von Botenstoffen, welches wieder ausbalanciert werden will. Da die Nerven nicht mehr selber dazu in der Lage sind, führt man die fehlende Substanz oder den Stoff, der nicht ausreichend synthetisiert wird, von außen in Form von Medikamenten zu.

Sobald sich die Botenstoffe Noradrenalin und Serotonin wieder in einer biologischen Balance befinden, fühlt sich nicht nur der Depressive besser, sondern auch der Polyneuropathie-Patient nimmt vermindert Schmerzen wahr. Bei den Antidepressiva handelt es sich um Serotonin- und Noradrenalin-Wiederaufnahmehemmer (SSNRIs).

Bei vielen Polyneuropathie-Patienten kann der Schmerz zwar nicht immer ganz ausgeschaltet werden, aber oftmals wird dieser in einer deutlich schwächeren Form wahrgenommen.

Auch die so genannten Antikonvulsiva haben in der Schmerzbehandlung der Polyneuropathie ihren Platz. Es handelt sich hierbei um Medikamente, die traditionell bei der Behandlung von Krampfanfällen eingesetzt werden, hauptsächlich in der Epilepsie. Ihre Wirkung basiert darauf, dass sie die Erregbarkeit von Nervenzellen mindern, also Informationen im Nervensystem langsamer oder auch gar nicht weiter transportiert werden. Auch diese Medikamente werden in der Regel schleichend dosiert. Oftmals werden Gabapentin, Carbamazepin oder Phenytoin verabreicht. Zu ihren typischen Nebenwirkungen zählen Hautausschlag, Schwindel, Gangunsicherheit, Mundtrockenheit und Müdigkeit. Diese Medikamente bzw. Wirkstoffe eignen sich nicht während einer Schwangerschaft, bei Überfunktionsstörungen, schweren Herzerkrankungen und einer Prostatavergrößerung. Zu vermeiden sind sie auch bei einem Glaukom (grüner Star) sowie einer manifesten Psychose.

Da sich durch die Einnahme diese Medikamente jedoch starke Nebenwirkungen entwickeln können, empfiehlt es sich meistens, eine schleichende Dosierung vorzunehmen. In der Praxis bedeutet das, dass die Dosis des Medikamentes so lange erhöht wird, bis eine Wirkung eintritt. Doch auch bei der schleichenden Einführung kann es zum Auftreten von Nebenwirkungen kommen. In diesem Falle ist die Dosis abzuschwächen oder das Medikament ganz abzusetzen.

Bei den begleitend eingesetzten Medikamenten sollte unbedingt darauf geachtet werden, dass diese nicht selbst eine Polyneuropathie auslösen oder begünstigen können.

Transkutane Elektrische Nervenstimulation (TENS)

Zur Begleitung der medikamentösen Schmerzbehandlung wird von einigen Therapeuten die sogenannte Transkutane Elektrische Nervenstimulation (TENS) eingesetzt.

Bei dieser Behandlungsform geht es darum, dass die Schmerzweiterleitung zum Gehirn reduziert und ganz verhindert wird, und außerdem soll die Schmerzschwelle heraufgesetzt werden. Ziel der TENS-Behandlung ist es, die chronischen Schmerzen zu beseitigen oder zumindest zu lindern.

Man unterscheidet bei der TENS-Methode zwischen einem hochfrequenten TENS (ca. 200 Hertz) und einem niederfrequenten TENS (2 Hertz). Während die erstgenannte Methode das Schmerzsignal auf der Rückenmarksebene blockieren soll, wird mit dem niederfrequenten TENS eine Freisetzung von Endorphinen und Neurotransmittern angeregt.

Die TENS-Behandlung erfolgt durch ein elektrisches Gerät, das durch Klebeelektroden mit dem jeweiligen, vom Schmerz betroffenen Körperteil oder der entsprechenden Hautregion verbunden ist. Über die Elektroden werden niederfrequente Ströme an den entsprechenden Nerv geleitet, was zu einer verstärkten Reizleitung führen soll.

Man geht davon aus, dass bestimmte Nervenfasern der Haut besonders reizempfindlich sind und daher die Impulse besonders schnell an das Rückenmark weiterleiten, so dass diese (künstlich hervorgerufenen) Impulse vor den eigentlichen Schmerzimpulsen im Rückenmark eintreffen und dieses somit für die Schmerzimpulse blockieren.

Hochtontherapie

Befasst man sich intensiver mit der Hochtontherapie, so kann man sie fast als einen neuen Hoffnungsträger für Polyneuropathie-Patienten betrachten. Denn sie erweist sich gegenüber vielen anderen physikalischen Verfahren nicht nur als besonders wirksam, sondern scheint auch gegenüber medikamentösen Therapien vielfache Vorzüge zu haben.

So soll die Hochtontherapie keine Nebenwirkungen hervorrufen und den Körper bei der Wiederherstellung natürlicher Prozesse unterstützen.

Besonders geeignet erscheint die Hochtontherapie für Patienten mit chronischen Schmerzen, wie sie auch bei der Polyneuropathie auftreten.

Die Wirksamkeit der Hochtontherapie konnte vom Deutschen Diabetes-Zentrum (DDZ) in Düsseldorf und von der Universitätsklinik Heidelberg bereits vor einigen Jahren durch beeindruckende Untersuchungen bzw. Studien belegt werden. Besonders die Erfolge bei der diabetisch bedingten Polyneuropathie waren hier signifikant.

Von der diabetischen Polyneuropathie ist bekannt, dass sich viele Patienten leicht Fußverletzungen zuziehen, ohne dies selbst zu bemerken. Die Hochtontherapie bewirkt, dass das Gefühl in den Füßen zunehmend zurückkehrt, sodass gravierende Verletzungen, die vom Patienten unbemerkt bleiben, vermieden werden können.

Dabei erhalten die behandelten Patienten häufig nicht nur Lebenskraft zurück, sondern ihre Lebensqualität kann sich ebenfalls signifikant verbessern. So können die Taubheitsgefühle stark vermindert werden, Schmerzen werden von den Betroffenen weitaus weniger wahrgenommen und sogar der kapillare Blutfluss lässt sich oftmals positiv beeinflussen.

Oftmals berichten Patienten nach einer Hochtontherapie, dass es ihnen möglich war, ihre Medikamentendosis zu reduzieren. Manche konnten zusätzliche Medikamente ganz absetzen, da die Hochtontherapie so erfolgreich war.

Doch wie funktioniert die Hochtontherapie und wie ist sie anzuwenden?

Die Hochtontherapie ist ein innovatives Verfahren, das als eine Weiterentwicklung der Elektrotherapie gilt. Im Vergleich zur Elektrotherapie kommen bei der Hochtontherapie höhere Frequenzen zum Einsatz, diese liegen zwischen 4.000 und 32.000 Hertz. Stromintensität und Frequenz werden gleichzeitig moduliert. Durch die optimale Wechselwirkung von

Intensität und Frequenz wird eine therapeutische Wirksamkeit erzielt, indem der komplette Körper in das Schwingungsfeld involviert wird.

Die Hochtontherapie wirkt primär auf den Stoffwechsel der Zellen ein, um diesen durch bestimmte Schwingungen der Zellstrukturen zu normalisieren. Um die Zellen zu aktivieren und den Körper zu vitalisieren, wird dem Körper schließlich Energie zugeführt.

Die Therapieanwendung und Übertragung der hohen Töne erfolgt mithilfe von Elektroden, die an verschiedenen Körperstellen und den Armen und Beinen befestigt werden.

Auch wenn die Hochtontherapie auf Schmerzpatienten wie ein Hoffnungsträger wirken kann, so bleibt für viele Betroffene dennoch ein Wermutstropfen: Bislang fällt diese Therapie noch nicht unter die Leistungen der gesetzlichen Krankenkasse, sodass die Behandlung selbst bezahlt werden muss.

Je nach Anbieter kostet eine 30-minütige Behandlung ca. 20,- €, also im Vergleich zu vielen anderen Therapien doch ein recht überschaubarer Rahmen.

Einige Anbieter ermöglichen, ein Gerät zu mieten, um die Therapie zu Hause anzuwenden.

Darüber hinaus gibt es auch Patientengeräte, die man für den dauerhaften Gebrauch zu Hause erwerben kann. So kann der Betroffene regelmäßig selbst diese Therapie anwenden und kann dies in seinen Alltag gut integrieren.

Naturheilkunde

Durch einige Maßnahmen der Naturheilkunde kann häufig eine weitere beeindruckende Schmerzlinderung erreicht werden. Oftmals kommen diese Methoden als Begleitmaßnahmen zu den schulmedizinischen Therapien in Betracht, was im Laufe der Zeit zu einer Reduzierung der chemisch basierten Schmerzmittel führen kann. Lesen Sie hierzu das nachfolgende ausführliche Kapitel „Therapiemöglichkeiten der Naturheilkunde".

Fazit

Trotz heutzutage vieler verfügbarer Schmerzmedikamente lassen sich die durch eine Polyneuropathie verursachten Schmerzen bei vielen Patienten nur schwer besänftigen.

So bedeutet eine erfolgreiche Schmerztherapie stets eine große Herausforderung für den behandelnden Arzt und seinen Patienten. Und da jedes Krankheitsbild der Polyneuropathie äußerst individuell zu betrachten ist, gibt es kein Allheilmittel, das bei allen betroffenen Patienten gleich wirksam ist.

Häufig ist es tatsächlich ein Ausprobieren und vorsichtiges Herantasten an das individuell verträglichste Medikament, die nötige Dosierung und sinnvolle Kombinationsmöglichkeiten. Nur so kann herausgefunden werden, welches Medikament am wirksamsten und nebenwirkungsärmsten ist. Dabei wird dem Patienten oftmals viel Geduld abverlangt, weil das Erproben verschiedener Medikamente und Therapien mitunter sehr langwierig sein kann.

Eine intensive Mitwirkung des Patienten ist unerlässlich, denn der behandelnde Arzt ist auf dessen Informationen angewiesen, um korrigierende Maßnahmen ergreifen zu können. Denn nicht der Arzt spürt die Schmerzen, Medikamentenwirkungen oder Verbesserungen, sondern hauptsächlich der Patient.

Wenn sich trotz intensiver Bemühungen und verschiedener Methoden die Schmerzen als schwer behandelbar erweisen und längerfristig bestehen bleiben, wird sich die Therapie meistens nicht auf rein körperliche Maßnahmen beschränken. Von besonderer Wichtigkeit sind in diesem Stadium zusätzliche und ergänzende psychologische oder psychotherapeutische Maßnahmen, um den Umgang mit den chronischen Schmerzen zu unterstützen.

Letztendlich zählt aber auch immer die Erfahrung des Arztes, die dieser in seiner bisherigen beruflichen Tätigkeit im Bereich der Schmerzbehandlung gesammelt hat. Und auch wenn die Behandlung der Schmerzen nicht immer zu einem befriedigenden Ergebnis führt, so gehört sie dennoch immer in fachliche Hände!

Therapiemöglichkeiten der Naturheilkunde

Die Nachfrage nach naturheilkundlichen Behandlungsmöglichkeiten nimmt stetig zu. Besonders Patienten, die von einer langwierigen oder sogar chronischen Erkrankung betroffen sind, suchen häufig nach sinnvollen Alternativen, um den vielfachen Nebenwirkungen chemisch hergestellter Medikamente aus dem Wege zu gehen oder diese zumindest zu lindern. Besonders in den Situationen, wenn man mit konventionellen Behandlungen nicht den gewünschten Erfolg erzielt, nimmt das Interesse an ganzheitlichen Therapien zu.

Wie Erfahrungen immer wieder zeigen, kann die Naturheilkunde gerade bei chronischen Erkrankungen oft sehr beeindruckende und erstaunliche Erfolge erreichen, die zu einer deutlichen Verbesserung der Lebensqualität der Betroffenen und einem beschleunigten Heilungsverlauf führen können. Bei Personen mit Polyneuropathie geht es häufig darum, die Schmerzen zu lindern und mehr Beweglichkeit zu erlangen.

Bei der Polyneuropathie ist es in der Regel erforderlich, dass man das Behandlungskonzept auf mehreren Säulen aufbaut. Die jeweiligen Maßnahmen wirken dabei gemeinsam oder können sich gegenseitig ergänzen. Häufig werden die naturheilkundlichen Methoden als flankierende Maßnahmen zu den schulmedizinischen Therapien eingesetzt. So wird ein erfahrener Therapeut ein speziell auf den Patienten abgestimmtes naturheilkundliches Konzept erarbeiten, das auch die schulmedizinischen Bausteine integriert.

Bedenken Sie aber immer, dass auch diese Verfahren durchaus Nebenwirkungen mit sich bringen können oder unerwünschte Wechselwirkungen mit anderen Präparaten möglich sind. Außerdem gibt es leider auch immer wieder Therapieverfahren, die von zweifelhaftem Nutzen sind und nicht nur viel Geld kosten, sondern auch gefährlich sein können. Daher ist es sicherlich immer etwas schwierig, die jeweils sinnvolle Methode für sich herauszufinden.

Meistens müssen Therapien und Präparate aus dem naturheilkundlichen Bereich selbst finanziert werden. Aber wenn dies mit einer verbesserten Gesundheit belohnt wird, ist man auch bereit, dies zu leisten.

Abgesehen von diesen Überlegungen sind naturheilkundliche Behandlungsverfahren in vielen Fällen sehr willkommene Möglichkeiten, um die Erkrankung noch besser in den Griff zu bekommen.

Zur Behandlung einer Polyneuropathie gibt es noch nicht ein so umfangreiches naturheilkundliches Behandlungsspektrum wie bei vielen anderen chronischen Erkrankungen. Dennoch ist es in vielen Fällen möglich, mit bestimmten naturheilkundlichen Verfahren positiv auf den Gesundungsprozess einzuwirken. Die in diesem Kapitel vorgestellten Möglichkeiten aus der Naturheilkunde decken bei weitem nicht das ganze Spektrum ab, das möglicherweise in Betracht kommt. Sicher gibt es darüber hinaus auch noch weitere sinnvolle Behandlungsmöglichkeiten.

Fast alle Methoden der Naturheilkunde haben gemeinsam, dass sie zu langsamen Veränderungen führen. Das bedeutet, dass man sich darauf einstellen sollte, keine Schnellreaktionen zu erwarten, wie man es aus der Schulmedizin kennt nach dem Motto „Schmerztablette rein, und die Schmerzen sind weg". Die Naturheilkunde funktioniert langfristiger, aber auch ursächlicher. Meistens ist für den Therapieerfolg eine gewisse Portion an Mitarbeit erforderlich, die auch schon mal etwas unbequeme Umstellungen der Lebensführung und Gewohnheiten nötig macht. Doch mit dem ausreichenden Ehrgeiz und Durchhaltevermögen kann die Naturheilkunde in vielen Fällen ein regelrechter Segen sein.

Wenn Sie zur Behandlung Ihrer Polyneuropathie naturheilkundliche Methoden in Erwägung ziehen, sprechen Sie dies unbedingt mit Ihrem behandelnden Arzt ab, denn grundsätzlich sollten alle ergriffenen Maßnahmen durch den behandelnden Therapeuten begleitet werden. Ideal wäre es, wenn er sich dieser Thematik gegenüber offen zeigen würde, und noch idealer wäre es natürlich, wenn er sich gut mit diesen naturheilkundlichen Möglichkeiten auskennen würde.

Vermutlich werden Sie selbst feststellen, dass die Situation derzeit noch recht unbefriedigend ist, weil sich viele Ärzte (insbesondere Neurologen) nicht sehr intensiv mit dem Thema Naturheilkunde auseinandersetzen und stattdessen in der Regel auf ihre wissenschaftlich begründeten Behandlungskonzepte der Schulmedizin verweisen.

So kann es manchmal tatsächlich sinnvoll sein, einen längeren Anfahrtsweg in Kauf zu nehmen, wenn man sich bezüglich der Naturheilkunde bei einem weiter entfernt ansässigen Therapeuten besser aufgehoben fühlt.

Zusammenfassend kann zum Wohle der Patienten nur dafür plädiert werden, bei der Polyneuropathie eine Kombination von herkömmlichen schulmedizinischen Therapiekonzepten in Einklang mit naturheilkundlichen Möglichkeiten anzustreben. Insbesondere wenn es um die alleinige Verabreichung von Schmerzmedikamenten geht, darf dies nicht die einzige Antwort auf die Erkrankung sein.

Durch einige Maßnahmen der Naturheilkunde kann häufig eine weitere beeindruckende Schmerzlinderung erzielt werden. Indem diese Methoden oftmals als Begleitmaßnahmen zu den schulmedizinischen Therapien eingesetzt werden, kann dies im Laufe der Zeit zu einer Reduzierung der chemisch basierten Schmerzmittel führen.

Heilstollentherapie

Die Heilstollentherapie wird auch als Höhlentherapie, Untertage-Klimatherapie bzw. Speläotherapie bezeichnet. Aufgrund der extremen Staub- und Allergenarmut kommt die Heilstollentherapie häufig bei Atemwegserkrankungen in Frage wie Asthma, Heuschnupfen, chronischen Nebenhöhlenerkrankungen, Bronchitis, Krupphusten, aber auch bei diversen Allergien, Hauterkrankungen und Erkrankungen des Bewegungsapparates sowie Polyneuropathien.

Die Wirksamkeit der Heilstollen wird auf ein bestimmtes vorherrschendes Mikroklima zurückgeführt, das unter bestimmten Voraussetzungen unter Tage in ehemaligen Bergwerkstollen und Naturhöhlen entstehen kann.

Aufgrund dieses speziellen Klimas fehlen in den Stollen fast vollständig Pollen, Krankheitserreger und Staubpartikel. Und diejenigen Staubteilchen oder Allergene, die das Stolleninnere erreichen, werden aufgrund einer hohen Luftfeuchtigkeit (fast 100%) in Form von Nebeltröpfchen nach außen getragen oder an den feuchten Wänden und dem Boden gebunden. Durch diese extrem reine keimfreie Stollenluft wird der erkrankte Organismus derart entlastet, dass es zu gesundheitlichen Verbesserungen kommen kann.

Die Wirksamkeit der Heilstollentherapie wird durch eine konstant kühle Temperatur (ca. 9°C) unterstützt.

Durch zahlreiche Studien und Erfahrungsberichte weiß man mittlerweile, dass dieses spezielle Höhlenklima antiallergisch, schleim- und krampflösend, aber auch entzündungshemmend wirkt, sodass auch Personen mit Polyneuropathien von der Therapie profitieren können.

Es gibt in Deutschland derzeit ca. 10 offiziell anerkannte Heilstollen, die unterstützend zu schulmedizinischen Behandlungen unterschiedlichster Krankheiten empfohlen werden. Um als Heilstollen anerkannt zu werden, müssen bestimmte Voraussetzungen erfüllt sein. In erster Linie ist es das besondere Klima mit einer allergenfreien Luft.

Bevor eine Kur in einem Heilstollen in Erwägung gezogen wird, sollte vorab eine ärztliche Untersuchung erfolgen.

Radontherapie

Die Radontherapie wird auch als Radonbalneologie, Radonbad und Radoninhalationskur bezeichnet. Die Basis der Therapie bildet hier das Radon, das in entsprechenden Heilbädern natürlich aus dem Erdboden freigesetzt wird.

Die Wirksamkeit besteht aus 3 Faktoren, nämlich dem Radon, der hohen Luftfeuchtigkeit und der Wärme. Im Gegensatz zu anderen Heilstollen besteht hier keine konstant niedrige Temperatur, sondern eine hohe.

Radon ist ein Edelgas und verfügt über eine milde niedrigdosierte natürliche Radioaktivität. Während einer Radontherapie gelangt das Radon über die Atemwege und die Haut in den Körper. Dabei verteilt es sich im Körper in gelöster Form, geht allerdings als Edelgas keine chemische Bindung im Körper ein.

Radon führt zu einer Anregung des Abwehrsystems und somit zu einer Stärkung des Immunsystems. Aufgrund langjähriger Erfahrungen mit Radontherapien ist bekannt, dass die Anwendung bei zahlreichen Erkrankungen sinnvoll ist. Heutzutage weiß man, dass insbesondere Patienten mit Erkrankungen des Bewegungsapparates wie Morbus Bechterew, Arthrosen, Arthritis, Rheuma, Fibromyalgie, Osteoporose, Wirbelsäulensyndromen sowie Polyneuropathien von der Radontherapie profitieren. Aber auch bei Atemwegserkrankungen wie Asthma, Bronchitis und Heuschnupfen kann die Radonanwendung sehr hilfreich sein.

Man weiß mittlerweile, dass es bei einer Radontherapie zu einer Blockierung der chronischen Entzündungsprozesse kommt, was bei der Polyneuropathie den positiven Nebeneffekt haben kann, dass eventuell eine anschließende länger andauernde Reduzierung von Cortison und Schmerzmitteln möglich ist. Zur Diskussion steht auch die Annahme, dass das Radon die Cortisonproduktion des Körpers anregen soll.

Als einer der bekanntesten Orte Österreichs, in denen eine Radonkur durchgeführt werden kann, gilt der Gasteiner Radonstollen (in Böckstein im Gasteiner Tal). Weitere Orte in Deutschland sind unter anderem Bad Kreuznach und Bad Brambach. Es gibt die Möglichkeit, eine Radonkur in ehemaligen Bergwergstollen durchzuführen, aber auch in entsprechenden Thermalbädern. Hier wird während des Badens oder beim Quellwassertrinken Radon vom Körper aufgenommen. Nachdem das Radon im Körper die heilende Wirkung entfaltet hat, wird es nach ca. 3 Stunden wieder gänzlich abgebaut.

Kritiker der Radontherapie verweisen darauf, dass durch natürliche Radonbelastungen Krebserkrankungen entstehen können. Demgegenüber stehen allerdings umfangreiche wissenschaftliche Studien und Patientenberichte, die nachweisliche gesundheitliche Verbesserungen erzielen konnten. Auch die Risiken und Langzeitfolgen, die aufgrund der starken entzündungshemmenden Medikamente wie Cortison und Schmerzmitteln entstehen können, sollten bei der Abwägung des Für und Wider einer Radontherapie in die Waagschale gegeben werden. Weiterführende Informationen über die Nutzen-Risiko-Abwägung lesen Sie unter http://www.euradon.de/euradon-ger/ext_html/Patienteninfo.pdf.

Eine Radontherapie ist verschreibungspflichtig und sollte natürlich mit dem behandelnden Arzt besprochen werden.

Homöopathie

Die Homöopathie ist bereits seit 200 Jahren bekannt und wurde von dem Arzt Samuel Hahnemann (1756–1843) entwickelt. Heutzutage gehört sie zu den bekanntesten Verfahren der Naturheilkunde. Da sie nur äußerst selten zu unerwünschten Nebenwirkungen führt und der Körper nicht belastet wird, ist die Homöopathie eine so beliebte Behandlungsmethode.

Die Homöopathie wird sich bei der Behandlung der Polyneuropathie an der Ursache der Erkrankung orientieren, aber auch die Schmerzreduzierung wird ein zentrales Thema ausmachen.

Bei der Polyneuropathie wird die Homöopathie häufig als flankierende Behandlung eingesetzt. Hierfür werden vom Therapeuten individuell angezeigte homöopathisch wirkende Substanzen herausgearbeitet, die sich nach den individuellen Symptomen richten und die Selbstregulation des gesamten Organismus anregen.

Obwohl homöopathische Präparate frei verkäuflich sind und sich in vielen Fällen zur Selbsttherapie eignen, sollte die Auswahl und Anwendung der homöopathischen Mittel bei der Polyneuropathie und anderen schwerwiegenden Erkrankungen auf keinen Fall in Eigenregie erfolgen.

Bei der Polyneuropathie kommen verschiedene Homöopathika in Frage. Da häufig die Schmerzen ein zentrales Problem darstellen, kommen zur Schmerzlinderung unter anderem die folgenden bewährten Mittel zur Anwendung: Belladonna (bei allgemeinen Schmerzzuständen), Magnesium phosphoricum (bei Schmerzen, die sich durch Wärme verbessern), Thuja occidentalis (bei Schmerzen, die sich im Sitzen oder Stehen verschlimmern) und Colocynthis (bei Nervenschmerzen, die sich durch Wärme verbessern).

Darüber hinaus kommen bei der Polyneuropathie auch Acidum fluoricum und Equisetum in Betracht, um die angesammelten Schlacken zu aktivieren und aus dem Körper auszuschleusen.

Homöopathische Präparate haben die Eigenschaft, dass ihre Wirksamkeit durch verschiedene Substanzen abgeschwächt werden kann. Dies gilt beispielsweise bei bestimmten Medikamenten wie Neuroleptika, aber auch bei Kaffee und bestimmten Hustensaftsorten. Sprechen Sie diesbezüglich Ihren behandelnden Homöopathen an.

Die Homöopathie handelt nach der Ähnlichkeitsregel (Similia similibus curentur), die besagt, dass die verabreichten Substanzen zu ähnlichen Symptomen führen, wie sie für eine bestimmte Krankheit typisch sind. Oder anders ausgedrückt: Ähnliches werde durch Ähnliches geheilt.

Die durch die Homöopathie übermittelten Heilinformationen sind zwar chemisch nicht mehr messbar, aber durch physikalische Schwingungsmuster erzeugen sie ihre Wirkung. So darf ihre Verwendung bei psychiatrischen Erkrankungen keinesfalls in Eigenregie erfolgen und als harmlos betrachtet werden.

Von Kritikern wird immer wieder der angebliche Placebo-Effekt der Homöopathie thematisiert, auf den die Wirkung der homöopathischen Substanzen zurückzuführen sei. Da die Homöopathie allerdings sehr erfolgreich auch bei Tieren und kleinen Kindern eingesetzt werden kann, dürfte dies Beweis genug dafür sein, dass es sich bei der Homöopathie nicht um eine Placebo-Wirkung handeln kann.

Einen nahezu wissenschaftlichen Beweis für die Wirksamkeit von homöopathischen Mitteln lieferte unlängst ein Nobelpreisträger. Denn im Juli 2010 veröffentlichte der französische Virologe und Nobelpreisträger Luc Montagnier seine Entdeckung, dass Wasser über eine Art Gedächtnis verfüge und auch nach vielfachen Verdünnungen dieses immer noch vorhanden sei. Diese Erkenntnis galt bisweilen immer als eine Vorstellung von esoterisch ausgerichteten Menschen. Durch die Entdeckung von Luc Montagnier gewinnt diese Erkenntnis nun ganz andere Dimensionen und unterstützt zweifelsohne die Denkweise der Homöopathie.

Im Übrigen gilt die Homöopathie in vielen anderen Ländern als höchst wirksam. So bildet die Homöopathie in Brasilien immerhin eine eigenständige medizinische Fachrichtung und ca. 15.000 homöopathisch approbierte Fachärzte sind in Brasilien tätig.

Phytotherapie

Hinter der Bezeichnung ‚Phytotherapie' verbergen sich mehr als 30.000 unterschiedliche pflanzliche Substanzen. Die Verwendung von pflanzlichen Produkten zu medizinischen Zwecken zählt zu den ältesten bekannten Therapieformen der Menschheit. Verschiedene Methoden der Volksmedizin basieren auf den Erfahrungen dieser Kräuterheilkunde wie u. a. die Traditionelle Chinesische Medizin (TCM), die ayurvedische Medizin und die Klosterheilkunde.

Vielfach ist die Tatsache nicht bekannt, dass auch viele Präparate der klassischen Pharmaindustrie auf der Nutzung von Pflanzen basieren. Dabei verwenden die Hersteller als Produktionsbasis ganze Bestandteile oder Auszüge für die Entwicklung ihrer Medikamente.

Oftmals dienen die pflanzlichen Bestandteile auch als Basis, um gleichwertige Wirkstoffe auf synthetischem Wege herzustellen. Der Vorteil dieser Methode wird damit erklärt, dass sich durch die synthetische Herstellung genaue Dosierungen festlegen lassen, während es bei natürlich vorkommenden Wirkstoffen immer zu Schwankungen kommt. Nachvollziehbar sind aber auch Erklärungen, die davon ausgehen, dass durch die synthetische Herstellung in Verbindung mit patentierbaren Präparaten die Wirtschaftlichkeit eine wichtige Rolle spielen könnte.

Häufig wird angenommen, dass pflanzliche Mittel ohne jegliche Nebenwirkungen angewendet werden können und sich in jedem Fall zur zeitlich unbefristeten Selbstmedikation eignen würden. Leider können jedoch auch Phytotherapeutika zu unerwünschten Nebenwirkungen führen, wenn auch in der Regel in deutlich abgeschwächter Form im Vergleich zu synthetischen Medikamenten. Dies gilt beispielsweise dann, wenn diese zu leichtfertig verwendet werden oder eine Gefahr von Wechselwirkungen mit anderen Medikamenten besteht. Daher ist eine Rücksprache mit dem behandelnden Arzt, auch bei der Einnahme von frei verkäuflichen Präparaten, immer anzuraten.

Die Eigenschaften der Phytotherapeutika sind äußerst vielseitig, sodass man auch bei der Polyneuropathie nicht ein ganz spezielles Präparat für alle Patienten empfehlen kann. Für die Auswahl der Präparate muss die Gesamtsituation des Patienten berücksichtigt und hinterfragt werden. Welches Ziel soll mit der Therapie erreicht werden? Ist es beispielsweise wichtig, Schmerzen zu lindern, die Abwehrkräfte zu stärken, ein spezielles Organ zu unterstützen?

In der Literatur werden diverse pflanzliche Substanzen diskutiert, die sich positiv bei der Behandlung von Polyneuropathien auswirken. Neben Solidago compositum®, Nachtkerzenöl, Johanniskraut, Gingko, Silicea Similiaplex®, Eisenkraut und Lymphaden®-Hevert kann auch Lymphomyosot N in Betracht kommen.

Eine häufig verwendete Substanz, die in Form von Salben eingesetzt wird, ist das Capsaicin. Dies ist ein pflanzliches Arzneimittel, das aus dem Spanischen Pfeffer und Cayennepfeffer gewonnen und in Form von Salben zur äußerlichen Anwendung eingesetzt wird.

Der Wirkmechanismus des Capsaicins wird darauf zurückgeführt, dass es die Weiterleitung der Schmerzsignale von den Schmerzrezeptoren der Haut verhindern soll. Neben der lokalen Schmerzstillung wirkt es durchblutungsfördernd, sodass sich ein oberflächliches Wärmegefühl entwickelt.

Traditionell wird Capsaicin in Rheumasalben und ABC-Pflastern verwendet und kann nicht nur zur Symptomlinderung von rheumatischer Arthritis und Gelenkschmerzen eingesetzt werden, sondern auch bei Polyneuropathien.

Bei der erstmaligen Anwendung kann es zu einem Jucken und Brennen des oberflächlichen Gewebes kommen, was sich in der Regel im Laufe der Zeit reduziert.

Neuraltherapie

Bei der Neuraltherapie geht es darum, über das vegetative Nervensystem vermittelte Störfelder aufzudecken und diese zu beseitigen. Häufig bestehen diese energetischen Störfelder aus Narben, die durch eine Injektion mit örtlich wirksamen Betäubungsmitteln entstört werden sollen.

Durch diese Entstörung soll die Energie wieder fließen und die Selbstheilung in Gang gesetzt werden, was bei der Polyneuropathie zu einer Linderung der chronischen Schmerzen führen kann. Die Neuraltherapie wird bei der Polyneuropathie in Form von Quaddeln eingesetzt, indem das örtliche Betäubungsmittel entlang der Nervenbahn eine Hemmung in der Reizleitung bewirken soll. Die Neuraltherapie wird bei zahlreichen Krankheiten eingesetzt und erfolgt oftmals in Kombination mit anderen naturheilkundlichen Verfahren.

Auch wenn die Neuraltherapie als ein vergleichsweise nebenwirkungsarmes Verfahren gilt, kann es in Einzelfällen dennoch zu Nebenwirkungen kommen. Diese sind in der Regel auf Unverträglichkeiten auf das verwendete Betäubungsmittel zurückzuführen, aber auch Gegenanzeigen wie die Einnahme von blutgerinnungshemmenden Medikamenten, Bluthochdruck, schwere Infektionskrankheiten oder Herzerkrankungen sprechen gegen den Einsatz der Neuraltherapie.

Traditionelle Chinesische Medizin (TCM)

Irrtümlicherweise gehen viele Menschen davon aus, dass die Traditionelle Chinesische Medizin (TCM) lediglich aus der Akupunktur besteht. Darüber hinaus gibt es aber auch noch die Akupressur, die Moxibustion und die Kräutertherapie, die in China vorrangig angewandt wird. Bei der Behandlung der Polyneuropathie kann durch eine Kombination dieser Verfahren eine Stärkung der Gesamtkonstitution erreicht werden, wobei die Kräutertherapie bei den meisten TCM-Therapeuten die Basis bei der Polyneuropathie-Behandlung bildet.

Da die chinesische Kräutertherapie sehr komplex ist und eines umfangreichen Erfahrungsschatzes bedarf, sollte man sich an einen auf dieses Thema spezialisierten Therapeuten wenden.

Akupunktur

Die Akupunktur ist ein Therapieverfahren, das seit über 2.000 Jahren in der TCM angewandt wird. Mittlerweile schätzen auch viele naturheilkundlich orientierte Therapeuten die Akupunktur bei einer Vielzahl von Erkrankungen und insbesondere bei Schmerzerkrankungen, zu denen die Polyneuropathie gehört.

Die Akupunktur geht davon aus, dass Meridiane die Kanäle im Körper sind, durch die die Lebensenergie Qi fließt. Jeder Meridian ist mit einer Organgruppe oder einem einzelnen Organ verbunden, sodass über die Stimulierung des Meridians die verschiedenen Körperregionen erreicht werden können. Bei der Polyneuropathie geht es am Anfang insbesondere darum, die vorhandenen Blockaden aufzulösen, damit der Energiefluss wieder ungehindert erfolgen kann.

Die Akupunktur ist eine Reiz- bzw. Regulationstherapie, die anhand von 15 bis 20 Akupunkturnadeln durchgeführt wird. Es sollten immer so wenige Nadeln wie möglich gesetzt werden, aber in Einzelfällen kann eine höhere Anzahl erforderlich sein. Die Nadeln werden je nach Beschwerdebild an den entsprechenden Meridianen leicht in die Haut gepiekst. Somit werden die jeweiligen Organe in ihrer Aktivität angeregt und die Selbstheilungskräfte aktiviert.

Auch wenn bis heute viele wissenschaftliche Nachweise für ihre Wirksamkeit fehlen, so wird die Akupunktur zunehmend auch in der westlichen Medizin bei zahlreichen Krankheiten eingesetzt.

Bei der Polyneuropathie wird die Akupunktur häufig als ergänzende Maßnahme zu anderen Methoden gewählt. Neben dem Reduzieren der Schmerzen kann es auch zur Abmilderung begleitender Symptome kommen wie einer Verringerung der Müdigkeit und Schlafstörungen. Ein weiterer Aspekt ist das Ausscheiden von Schlacken. Um das Bindegewebe hiervon zu befreien, werden beispielsweise Akupunkturnadeln auf Meridiane der Milz, Bauchspeicheldrüse, Galle und des Magens angesetzt.

Eine Akupunkturtherapie besteht insgesamt aus 10 bis 15 Sitzungen. Jede Anwendung dauert etwa 30 Minuten und wird meistens in bequemer Liegeposition durchgeführt.

Bei der Ohrakupunktur findet die Anwendung im Sitzen statt, indem nur Akupunkturpunkte am Ohr behandelt werden. Diese Art der Akupunktur wurde von dem französischen Arzt Dr. Nogier entwickelt, als er feststellte, dass sich in den Ohren Reflexzonen befinden, die den gesamten Körper erreichen.

Die moderne Medizin hat die klassische Akupunktur in einigen Punkten weiterentwickelt. So werden anhand von Laser- oder Elektro-Akupunktur-Anwendungen die Meridiane nicht durch Nadeln aktiviert, sondern durch Elektro- bzw. Laserenergie.

Bei Patienten, die ein überdurchschnittlich ausgeprägtes Schmerzempfinden aufweisen, kommt mittlerweile sehr häufig die schmerzfreie Laserakupunktur anstelle der klassischen Nadel-Akupunktur zum Einsatz. Eine erhöhte Schmerzempfindlichkeit wird darauf zurückgeführt, dass viele Meridiane des Körpers blockiert sind. Besonders von Alkoholikern weiß man, dass sie über ein deutlich erhöhtes Schmerzempfinden verfügen.

Akupressur

Auch die Akupressur ist eine Heilmethode der TCM. Anstatt mit Akupunkturnadeln werden die Meridiane durch eine punktuelle Druckmassage der Fingerkuppen aktiviert.

Da sie also ohne Geräte oder andere Hilfsmittel angewendet werden kann, ist sie in einigen Fällen eine ideale Methode für eine schmerzfreie Anwendung, die auch als Selbstbehandlung möglich ist. Hierfür wird der jeweilige Punkt mit kreisenden Bewegungen kräftig gedrückt.

Mit dieser einfachen Methode kann man auch bei plötzlich auftretenden Beschwerden sofort für eine Linderung sorgen. Voraussetzung ist, dass man die jeweils notwendigen Akupressurpunkte kennt. Ist man z. B. von plötzlicher Müdigkeit betroffen, was bei der Polyneuropathie keine Seltenheit ist, kann es hilfreich sein, beide Ohrläppchen mit den Daumen und Zeigefingern zu massieren und anschließend ein paar Mal an den Ohrläppchen zu ziehen. Da es über 400 Akupressur- bzw. Akupunkturpunkte gibt, ist es unerlässlich, sich anhand entsprechender Literatur zu informieren. Trotz der Möglichkeit, Akupressur in Eigenregie anzuwenden, sollten Sie immer Rücksprache mit Ihrem Arzt halten.

In den vergangenen Jahren wurde die Akupressur in einigen Punkten verändert oder vereinfacht. So haben die inzwischen bekannten Methoden Klopf-Akupressur und Thought Field Therapy ihre Basis in der klassischen Akupressur.

Auch in Form einer Massage kann die Akupressur angewendet werden. In vielen Fällen lassen die Schmerzen bereits innerhalb der ersten 5 Minuten der Akupressur-Massage nach. Die Schmerzlinderung hält in vielen Fällen zwischen 3 und 6 Stunden lang an.

Apherese (Plasmapherese)

Die Apherese ist ein spezielles Therapieverfahren, das bei einigen Formen der Polyneuropathie zu deutlichen Symptomverbesserungen führen kann. Es handelt es sich um ein noch relativ unbekanntes Verfahren, das derzeit in etwa 100 spezialisierten Zentren bundesweit in ambulanter Form angewendet wird. Die Apherese ist nichts anderes als eine Blutplasmareinigung und wird umgangssprachlich als Blutwäsche bzw. -reinigung bezeichnet.

In erster Linie wird die Apherese bei chronischen und akuten Erkrankungen des Stoffwechsels sowie bei Autoimmunerkrankungen wie Rheuma, chronischen Entzündungen, Umwelterkrankungen wie chronischen Vergiftungen, Darmerkrankungen wie Morbus Crohn und Colitis Ulcerosa, bestimmten Herzmuskelerkrankungen und chronischen Infektionen wie z. B. Borreliose eingesetzt.

Grundlage der Apherese ist die Tatsache, dass sich bei bestimmten Krankheiten Substanzen im Blut befinden, die zu Schäden führen können. Bei der Blutplasmareinigung wird dem Körper dazu verholfen, sich von diesen schädlichen Stoffwechselprodukten, Toxinen und krankhaften Eiweißen zu befreien. Dadurch können das Immunsystem und der Stoffwechsel in ihr Gleichgewicht zurückgeführt werden.

Patienten, die gleichzeitig von einer Borreliose und einer Schwermetallbelastung betroffen sind, können durch die Apherese somit sogar doppelt profitieren, weil nicht nur den Borrelien entgegengetreten wird, sondern auch Schwermetalle ausgeleitet werden.

Während der Anwendung ist der Patient an ein so genanntes Apheresegerät angeschlossen, durch das das Blut geleitet wird. Somit wird das Blut außerhalb des Körpers ‚gereinigt'. Pro Sitzung werden insgesamt ca. 3.000 Milliliter Blut gereinigt, was eine Behandlungszeit von 80 und 120 Minuten erfordert und abhängig ist von der individuellen Plasmaflussrate und dem Plasmavolumen.

Das bekannteste Verfahren einer Blutreinigung ist als Dialyse bekannt. Hierbei übernimmt das Dialysegerät die Funktion der erkrankten Nieren und befreit das Blut von toxischen Stoffen.

Bei der Apherese erhält der Patient zwei Zugänge über die Venen. Über den einen Zugang wird Blut entnommen, durch das Apheresegerät geführt und anschließend durch den zweiten Venenzugang dem Körper wieder zurückgeführt. Die Apherese gilt weitgehend als nebenwirkungsfrei. Die jeweils benötigte Anzahl der Sitzungen ist abhängig von der Schwere der Erkrankung. Viele Patienten berichten von Besserungen nach der fünften Anwendung.

Die Kosten einer Apherese betragen pro Sitzung nicht selten über 1.000 Euro. Obwohl die Apherese in zahlreichen Ländern anerkannt ist, erfolgt in Deutschland die Kostenübernahme durch Krankenkassen nur indikationsabhängig. Meistens steht den Patienten eine nervenaufreibende Auseinandersetzung mit der Krankenkasse bevor. Erfahrungsgemäß sind die Kosten am Ende meistens selbst zu tragen.

Osteopathie

Die Osteopathie geht davon aus, dass sich Gesundheit oder Krankheit in der Gesamtheit von Muskeln und Skelett widerspiegeln. Dementsprechend sucht der behandelnde Therapeut nach möglichen Störungen in diesem System.

Eine osteopathische Behandlung ist eine ganzheitliche manuelle Therapie, bei der keine Präparate verordnet werden. Die Hände sind das einzige Instrument des Therapeuten, und durch gezielte Handgriffe kann er Funktions- und Mobilitätsstörungen des Körpers aufdecken und entsprechend behandeln. Durch das Auflösen von Blockaden und Verspannungen soll der Körper wieder in sein Gleichgewicht zurückfinden. Durch die gezielte Einflussnahme auf die Gewebeverklebungen soll beispielsweise eine Reduzierung der Menstruationsschmerzen erreicht werden.

Osteopathische Techniken können die Polyneuropathie nach bisherigen Erkenntnissen zwar nicht heilen, aber sie können die Erkrankung auf verschiedene Art und Weise günstig beeinflussen und andere therapeutische Verfahren begleiten.

Cranio-Sacrale-Therapie

Die Cranio-Sacrale-Therapie basiert auf den Erkenntnissen der Osteopathie und ist eine ganzheitliche Ganzkörperbehandlung, die den Menschen als Ganzes betrachtet. Durch die gezielt angewendeten manuellen Techniken wird der Körper auf verschiedenen Ebenen revitalisiert und das Immun- und Nervensystem sowie der Bewegungsapparat werden gestärkt. Die Handgriffe werden hauptsächlich im Bereich des Schädels und des Kreuzbeines angewendet.

Ziel des Therapeuten ist es, mögliche Blockaden zu entdecken und diese zu beseitigen. Hierdurch soll der Energiefluss verbessert und die Selbstheilungskräfte angeregt werden. Gute Erfolge sollen auch immer wieder bei der Linderung von Schmerzen, wie sie durch die Polyneuropathien auftreten, erreicht werden.

Balneo-Therapie

Bei der Balneotherapie handelt es sich um eine Behandlungsform, bei der Wasser, Heilwasser, Schlamm und Moor für Heilungszwecke eingesetzt werden. Die Anwendungen erfolgen je nach Indikation als Voll-, Sitz- oder Teilbäder sowie als Dampfbäder oder in Form von Inhalationen. Neben der Wirksamkeit der Wärme führen auch chemische und physikalische Eigenschaften der jeweiligen Heilmittel zu gesundheitlichen Verbesserungen.

Zu dem Bereich der Balneotherapie gehören auch Fangopackungen. Diese eignen sich für lokale Anwendungen wie beispielsweise bei Schulterschmerzen. Die Fangopackungen eignen sich hervorragend für eine Anwendung zu Hause, indem man diese einfach im Backofen oder in einem Wasserbad erhitzt.

Der Säure-Basenhaushalt als Basis für die Gesundheit

Geht es nach ganzheitlich orientierten Therapeuten, so sollte bei fast jeder Schmerzbehandlung ein Ausgleich des Säure-Basen-Haushaltes im Mittelpunkt einer Polyneuropathie-Behandlung stehen. Denn so wie ein übersäuertes Milieu zu einer Verstärkung der Polyneuropathie führen kann, so kommt es im

Umkehrschluss durch eine Entsäuerung häufig zu einer deutlichen Symptomlinderung.

Naturheilkundler führen dies darauf zurück, dass Übersäuerungen oftmals zu einer Verschlackung des Organismus und des Stoffwechsels führen. Demzufolge werden die Körperzellen belastet, sodass es zu Störungen zahlreicher Mechanismen und Selbstregulationen kommt. Als Folge resultieren hieraus viele verschiedene Symptome, wobei Schmerzen ein sehr häufig auftretendes Symptom sind. Auch die Zellen der körpereigenen Immunabwehr reagieren sehr sensibel auf ein übersäuertes Milieu. Man geht davon aus, dass sie bereits ab einem pH-Wert von ca. 7,2 ihre Aktivitäten einstellen.

Es gibt nur sehr wenige Körperbereiche, in denen ein saures Milieu erforderlich ist wie beispielsweise der Magen mit seiner Magensäure.

Der Körper verfügt zwar über ein sogenanntes Puffersystem, um überschüssige Säuren abzufangen und auszuscheiden, aber dieses System ist begrenzt und kann ein Zuviel an Säuren nicht ausreichend kompensieren. Während die im Blut vorhandenen Säuren vorrangig abgefangen werden, geschieht die Abpufferung in schlecht durchbluteten oder entzündeten Körperbereichen oft nur unzureichend.

Die lebenswichtige Bedeutung von einem ausgewogenen Säure-Basenverhältnis wird spätestens dann deutlich, wenn man sich vergegenwärtigt, dass im Körper fast sämtliche Stoffwechselprozesse in einem neutralen bis basischen Bereich stattfinden. So sind in einer gesunden Situation sämtliche Gewebe des Körpers leicht basisch und bewegen sich bei einem pH-Wert von etwa 7,4.

Dieses basische Milieu benötigt der Organismus, weil die zahlreichen Enzyme, die für die vielen Stoffwechselprozesse erforderlich sind, extrem von einem basischen Umfeld abhängig sind. Liegt jedoch ein saures Milieu vor, können die Enzyme ihre Funktionen nicht voll entfalten, was diverse Folgen mit sich bringt. Unter anderem kann durch die fehlenden Enzyme die Nahrung nicht vollständig verwertet werden, was zu einer unzureichenden Bereitstellung von Energie führt. Aber auch Verdauungsstörungen wie Durchfall, Bauchschmerzen und Blähungen können aufgrund der fehlenden Enzyme entstehen.

Eine Übersäuerung (Azidose) äußert sich nicht immer erst in chronischen Erkrankungen wie einer Polyneuropathie, sondern macht durchaus auch schon vorher auf sich aufmerksam, wie zum Beispiel durch immer wiederkehrende Infekte, Lippenherpes, Ekzeme, Haarausfall, Entzündungen, Gelenkbeschwerden, Müdigkeit, häufige Neuralgien, Sodbrennen, brüchige Haare und Nägel.

Immer häufiger ist zu beobachten, dass Therapien nicht zu dem erhofften Segen führen, den man sich von seinem Arzt oder Heilpraktiker versprochen hatte. Bezeichnend ist es dann, wenn all diese Beschwerden mit alternativen und konventionellen Methoden erst dann zu einer durchgreifenden und anhaltenden Verbesserung führen, wenn ein ausgeglichener Säure-Basenhaushalt geschaffen wird.

Das schulmedizinische Studium kennt diese Form der Übersäuerung leider nicht. Hier ist nur die Blutazidose bekannt, die aber nichts mit der latenten Azidose gemeinsam hat. Da die Naturheilkunde Krankheiten nach ihrem Ursachenprinzip betrachtet und nicht den Anspruch erweckt, nur die Symptome zu beseitigen, gehen immer mehr naturheilkundlich orientierte Therapeuten dazu über, die Entsäuerung als Basis in Behandlungen einzubeziehen.

Gerade bei Personen, die schon mehrere Therapien erfolglos ausprobiert haben, die in einer therapeutischen Sackgasse angekommen sind oder sogar noch weitere Symptome hinzubekommen haben, sollten unbedingt auf eine latente oder gar chronische Übersäuerung hin untersucht werden.

Die Bedeutung dieses Aspektes kann gar nicht groß genug herausgestellt werden. Der Säure-Basenhaushalt bestimmt nämlich maßgeblich die körperchemischen Grundregulationen und Stoffwechselvorgänge. Und erst wenn ein bestimmter pH-Wert vorhanden ist, können alle biologischen Abläufe reibungslos funktionieren.

Spätestens wenn Sie als therapieresistent eingeordnet werden, kann eine Ernährungsumstellung in Verbindung mit einer ganzheitlichen Entsäuerung segensreiche Wunder bewirken. Erfahrungen zeigen immer wieder, dass man auf dieser Basis erfolgreich weitere Therapien aufbauen kann und homöopathische Präparate, Akupunktur, phytotherapeutische Maßnahmen und diverse andere Behandlungen nach einer Entsäuerung vom Körper wesentlich besser angenommen werden als im Zustand der Übersäuerung.

So ist es auch immer erstaunlich, dass es zu signifikanten Symptomverbesserungen der Polyneuropathie kommen kann, wenn eine konsequente Entsäuerung des Körpers verfolgt wird.

Hier kommt es auf die Regelmäßigkeit und Konsequenz an, wenn man das ehrgeizige Ziel, seine Gesundheit gravierend zu verbessern, erreichen möchte.

Im Prinzip ist es bei allen chronischen Erkrankungen wie einer Polyneuropathie, Morbus Crohn, Allergien, Rheuma, Tinnitus, Gelenkschmerzen, Krebs, Arthrose, Migräne, wiederkehrenden Bandscheibenvorfällen, grauem Star sehr zu empfehlen, den Körper nicht nur mit basenbildenden Nahrungsmitteln zu versorgen, sondern die in Form von Schlacken angesammelten Säuren aus dem Körper auszuleiten.

Um die angesammelten Säuren aus dem Körper auszuschleusen, eignen sich insbesondere Entsäuerungsbäder als Vollbad oder Fußbad. Aber auch in einer Basenlauge getränkte Körperwickel und Strümpfe, die mitunter über Nacht getragen werden, wirken sehr effizient. Eine ganz hervorragende Unterstützung der Entsäuerung erreicht man schließlich durch regelmäßiges Saunieren in einer klassischen Sauna oder durch den Besuch einer Infrarotkabine.

Auch in der Natur macht man sich übrigens die Fähigkeit von Mineralstoffen zunutze, denn um das Säure-Basenverhältnis von übersäuerten Böden wiederherzustellen, wird basischer Kalk eingesetzt. Manch gepflegter Rasen erfährt auf diese Weise eine bessere gesundheitliche Versorgung als der eigene Körper. Das ist ähnlich wie mit dem Auto: Es bekommt oft mehr Pflege und Zuwendung als man selbst. Denken Sie da einfach mal darüber nach.

Doch wie kommt es überhaupt zu dieser Überfrachtung mit Säuren?
Neben äußeren Faktoren wie Stress, Krankheiten und übertriebenem Sport versorgen wir unseren Körper über die Nahrung mit vielen Säuren. Darüber hinaus bildet auch der Körper selbst ständig Säuren. Bei der Zellatmung entsteht Kohlensäure, weitere Säuren sind Aminosäuren, Fettsäuren und Ketonsäuren. Und auch Blähungen und Verdauungsstörungen wie sie bei der Polyneuropathie nicht selten vorkommen, produzieren schädliche Säuren, die den Körper zusätzlich belasten.

Ursprünglich enthalten säurefördernde Nahrungsmittel nicht unbedingt Säuren, aber während des Verdauungsprozesses entstehen hieraus saure Substanzen. Das bedeutet, dass von Natur aus basische Produkte sauer verstoffwechselt werden können. Saure und basische Nahrungsmittel erkennt man nicht am Geschmack, also ob sie sauer schmecken oder nicht. Entscheidend ist vielmehr, ob sie im Körper säurebildend oder basenbildend sind.

Zu den sauren Lebensmitteln zählen alle tierischen Lebensmittel einschließlich Fisch, Geflügel und Wild, sowie Kaffee, Milcherzeugnisse einschließlich Käse, schwarzer Tee, Alkohol, Zucker, Kuchen, die meisten Getreidesorten und kohlensäureversetzte Getränke. Basenbildende Produkte hingegen bestehen hauptsächlich aus Obst und Gemüse, wobei Kartoffeln, Brokkoli, Zucchini, Blumenkohl, Karotten, Quinoa, Hirse und frische Kräuter die Grundlage bilden. Um für einen ausgeglichenen Säure-Basenhaushalt zu sorgen, kann man die naturbelassene Ernährung durch bestimmte mineralstoffhaltige Nahrungsergänzungsmittel hervorragend unterstützen.

Dass der Ausgleich des Säure-Basenhaushaltes die wichtigste Säule und Grundregulation für unsere Gesundheit darstellt, haben vor vielen Jahrzehnten bereits verschiedene führende Ernährungswissenschaftler festgestellt wie z. B. Dr. Maximilian Bircher-Brenner, F.X. Mayr und Friedrich Sander. Sie wiesen in ihren Ernährungskonzepten immer ganz entschieden auf die Wichtigkeit des Säure-Basenhaushaltes als Fundament unserer Gesundheit hin.

Da der Körper für seinen Stoffwechsel auch Säuren benötigt, wäre es nicht zu empfehlen, seine Nahrung ausschließlich auf basenbildende Produkte aufzubauen. Das optimale Verhältnis für ein ausgewogenes Gleichgewicht liegt bei ca. 80% Basenprodukten und 20% Säureprodukten. Mit dieser gesunden Ernährung schenkt man seinem Körper die sinnvollste Grundlage, um gesundheitlich vorzubeugen.

Wenn für Sie das Thema Übersäuerung noch Neuland ist, suchen Sie einen Therapeuten auf, der sich hiermit auskennt. Immer mehr Heilpraktiker beziehen die Entsäuerung in ihre ganzheitlichen Therapiekonzepte ein.

Orthomolekulare Therapie

Die Orthomolekulare Medizin ist ein Therapiebereich, der bereits seit den 1980-er Jahren in Deutschland existiert. Und dennoch gibt es noch immer viele Therapeuten und Patienten, die von dieser Behandlungsmöglichkeit noch nie gehört haben oder die den Wert dieser vielversprechenden Maßnahmen noch nicht ausreichend zu schätzen wissen.

Viele Fachleute hingegen bewerten die orthomolekulare Medizin als eine der Therapien mit großer Zukunft und neuen Chancen gegen die meisten Zivilisationskrankheiten.

Der Begriff „orthomolekular" bedeutet im übertragenen Sinn ‚die richtigen Nährstoffe, (orthos = richtig, molecula = Baustein von Substanzen).

Um gesund zu bleiben oder zu werden, benötigt der Organismus Nährstoffe wie Vitamine, Mineralstoffe, Spurenelemente, Aminosäuren und sekundäre Pflanzenschutzstoffe. Sie sind unentbehrliche Substanzen für einen gesunden Stoffwechsel und die Basis, damit der Organismus seine vielfältigen und komplexen Aufgaben bewältigen kann. So wie das Auto Benzin zum Fahren benötigt, so fungieren die Nährstoffe als ‚Zündstoffe' für das menschliche Leben.

Bis auf wenige Ausnahmen kann der Körper die lebensnotwendigen Nährstoffe nicht selbst herstellen und ist auf die regelmäßige Zufuhr von außen angewiesen, um gesund zu bleiben oder zu werden.

Stehen dem Körper diese Substanzen nicht in ausreichender Menge zur Verfügung, entwickeln sich Mangelerscheinungen, die sich zu ernsthaften Erkrankungen manifestieren können. Was zunächst mit körperlichem unspezifischem Leistungsabfall beginnt, setzt sich mit vorzeitigem Altern und diversen Stoffwechselstörungen fort.

Immer mehr Therapeuten nutzen die gesundheitsfördernden Eigenschaften der Nährstoffe und setzen Vitalstoffpräparate als Ergänzung in ihre Behandlungskonzepte ein. In den USA, dem Vorreiterland der orthomolekularen Medizin, geschieht dies bereits seit 1987. Dort ist die orthomolekulare Medizin ein offiziell anerkanntes Therapieverfahren, was auch von vielen Schulmedizinern angewendet wird.

Warum Orthomolekulare Medizin bei Polyneuropathie?

Aufgrund mehrerer Faktoren ist bei Polyneuropathie häufig eine Mangelversorgung mit Mineralstoffen und Vitaminen anzutreffen. Bei einigen Patienten führt diese Mangelversorgung ursächlich zur Entstehung der Polyneuropathie (Vitaminmangelneuropathie oder Malabsorption), in anderen Fällen wird der Krankheitsverlauf aufgrund der Mangelversorgung ungünstig beeinflusst.

Im Rahmen der orthomolekularen Medizin kann eine umfangreiche Nährstoffanalyse mithilfe einer Blutentnahme durchgeführt werden, um festzustellen, welche Nährstoffe fehlen. Hierdurch wird ermöglicht, dass dem Körper genau die Vitamine, Mineralstoffe, Aminosäuren und Spurenelemente zugeführt werden, die ihm tatsächlich fehlen.

Insbesondere ist oftmals ein B-Vitaminmangel festzustellen. Die Einnahme von Nervenvitaminen wie den B-Vitaminen kann häufig zu deutlichen Verbesserungen oder zu einer Verzögerung des Fortschreitens der Erkrankung führen. Insbesondere für die Myelinscheiden sind diese Vitamine von enormer Bedeutung.

Darüber hinaus wirken sich diverse andere Nährstoffe positiv auf eine Polyneuropathie aus, weil sie für die Weiterleitung von Nervenimpulsen und zur Bildung von Nervenbotenstoffen benötigt werden.

Neben den B-Vitaminen und der Alpha-Liponsäure, die sehr häufig bei der Polyneuropathie-Behandlung eingesetzt werden, kommen auch Nährstoffe wie Magnesium, Carnitin, Glutamin, Cystein, Coenzym Q10, Tryptophan, Tyrosin und Vitamin E in Betracht.

B-Vitamine

Man führt die beeindruckende Wirksamkeit der B-Vitamine bei der Polyneuropathie-Behandlung darauf zurück, dass diese vom Nervensystem in bestimmten Situationen in sehr hoher Konzentration benötigt werden. Ein Mangel der B-Vitamine kann bei der Entstehung einer Polyneuropathie eine entscheidende Rolle spielen.

Und auch wenn eine Degeneration der Marktscheiden vorliegt, kann die Einnahme von einem Vitamin B-Komplex sehr gute Wirkung zeigen. Dies ist mittlerweile auch aus mehreren Studien und Tierversuchen bekannt.

Vitamin B1 gilt als eines der wichtigsten Vitamine in der Behandlung der Polyneuropathie. So weiß man, dass es bei vielen Betroffenen zu einer deutlichen Rückbildung von Störungen der Augenmuskeln (Augenmotilitätsstörungen), zur Schmerzlinderung und Regeneration der geschädigten Nerven beitragen kann.

Zwar gilt die allgemeine Meinung, dass in den heutigen Industrieländern gravierende Vitamin B1-Mängel fast nur bei Alkoholikern auftreten, doch auch Personen mit Lebererkrankungen und Verdauungs- und Resorptionsstörungen sollten ihren Vitamin B1-Wert beobachten.

Bei einem Vitamin B2-Mangel, der ebenfalls gehäuft bei Alkoholikern auftritt, kann es zu einer sogenannten Pellagra-Polyneuropathie kommen, die von entzündlichen Hautreaktionen und Durchfall begleitet wird. Eine Polyneuropathie tritt aufgrund eines reinen Vitamin B2-Mangels vergleichsweise selten auf.

Als eines der wichtigsten B-Vitamine gilt das B6. Fehlt dem Körper Vitamin B6, kommt es zu diversen Beeinträchtigungen wie Blutarmut (Anämie), Verminderung der Beinreflexe, Hautveränderungen, Haarausfall, Schwächegefühl, Müdigkeit, Schwindel, schlechte Stimmung, erhöhte Leberwerte und Krämpfe. Ein Vitamin B6-Mangel kann auch nervöse Störungen und Reizbarkeit mit sich bringen, weil B6 im Nervensystem eine entscheidende Rolle spielt. Bei einem länger andauernden B6-Mangel kann sich eine distal-sensomotorische Polyneuropathie entwickeln.

Ein Vitamin B6-Mangel entsteht nicht nur durch eine unzureichende Versorgung des Körpers mit diesem Vitamin, sondern auch diverse Vitamin B6-Räuber können zu einem Mangel führen. Hierzu gehören neben übermäßigem Konsum von Alkohol, Kaffee und zuckerhaltigen Lebensmitteln auch Medikamente wie Antirheumatika, Glukokortikoide und Antidepressiva.

Es gibt Personen, die zwar nicht in die o. g. Rubriken fallen, aber trotzdem ihr Leben lang Vitamin B6 in Form von Nahrungsergänzungsmitteln einnehmen müssen. Die Rede ist von einer ererbten Stoffwechselstörung namens Pyrrolurie, die zu einem chronischen Mangel an Vitamin B6 und Zink führt. Bei den betroffenen Personen wird ein Komplex, bestehend aus Zink und der aktiven Form des Vitamin B6 (Pyridoxal-5-Phosphat), gebildet, der über den Urin ausgeschieden wird.

Der hieraus resultierende Vitamin B6 und Zink-Mangel ist so gravierend, dass er selbst über eine bewusste hochwertige Ernährung nicht kompensiert werden kann.

Um mangelbedingte Folgeerkrankungen wie eben eine Polyneuropathie zu vermeiden oder die bereits aufgetretenen Beschwerden zu lindern, weil die Pyrrolurie erst in einem späten Stadium diagnostiziert wird, müssen die betroffenen Personen B6 und Zink zeitlebens einnehmen. Pyrrolurie gilt noch immer als eine sehr unbekannte Stoffwechselstörung. Dies hat zur Folge, dass Sie bei den meisten betroffenen Menschen nicht diagnostiziert wird, obwohl sie so gravierende Folgeerkrankungen mit sich bringen kann und viel verbreiteter ist, als dies allgemein bekannt ist.

Neben dem Vitamin B6-Mangel kann auch ein Vitamin B12-Mangel zur Entstehung einer Polyneuropathie beitragen. Vitamin B12 ist an der Blutgerinnung, dem Aufbau des gesamten Nervensystems und der Blutbildung im Knochenmark beteiligt. Der Körper benötigt es außerdem für gesunde Knochen, Zähne, Knorpel, Haut, das Immunsystem, zur Eisenverwertung und zur Entgiftungsarbeit.

Ein Mangel an Vitamin B12 äußert sich durch Müdigkeit, Blutarmut, Infektionsanfälligkeit, Bewegungsstörungen, depressive Verstimmungen und gestörte Wundheilung. Kommt es zur Polyneuropathie aufgrund eines Vitamin B12-Mangels, so äußert diese sich durch beinbetonte Beschwerden.

Besonders ältere Personen, Raucher und chronisch schwermetallbelastete Patienten entwickeln leicht einen Vitamin B12-Mangel. Schon ein geringer Mangel kann zu diversen Symptomen führen.

Mit einem Vitamin B12-Mangel geht häufig ein Folsäuremangel einher. Folsäure wird auch als der Zwillingsbruder vom Vitamin B12 bezeichnet. Denn nur wenn sie beide gemeinsam vorhanden sind, können sie ihre volle Wirkung entfalten. Ist zu wenig Folsäure vorhanden, entsteht gleichzeitig ein B12-Mangel, weil die Folsäurespeicher im Gewebe inaktiv bleiben. Eine hohe Folsäure-Dosierung kann allerdings einen Vitamin B12-Mangel kaschieren. Es ist sinnvoll, beide Substanzen gleichzeitig einzunehmen, um die Balance zwischen diesen beiden Partnern zu gewährleisten.

Ein Folsäuremangel äußert sich durch neuropsychologische Ausfälle und sensible Polyneuropathien. Auch Depressionen oder das Restless Legs Syndrom können aufgrund eines Folsäuremangels entstehen.

Von einem Folsäuremangel sind insbesondere Personen mit einer langfristigen Cortison-, Pillen- und Acetylsalicylsäure-Einnahme betroffen, aber auch Kaffeetrinker und Raucher sollten auf eine ausreichende Folsäure-Versorgung achten.

Personen, die krampflösende Medikamente einnehmen, sollten aufgrund einer Kontra-Indikation auf die Einnahme von Folsäure verzichten.

Die Therapieaussichten mit B-Vitaminen sind bei der Polyneuropathie gut, wenn eine entsprechende Mangel- oder Unterernährung vorliegt. Hier ist der Zeitpunkt von entscheidender Bedeutung. Führt man die Vitamine, die dem Körper fehlen, rechtzeitig in ausreichender Menge zu, bilden sich die Polyneuropathien häufig wieder zurück. B-Vitamine wirken am besten in Form von Kombipräparaten, die alle wichtigen B-Vitamine enthalten.

Auch wenn es in Einzelfällen durch die Einnahme von B-Vitaminen nicht zu einer deutlichen Verbesserung des Krankheitsbildes kommt, so kann dennoch häufig ein Fortschreiten der Erkrankung verlangsamt oder sogar verhindert werden.

Denkbar für einen unzureichenden Behandlungserfolg ist eine zu niedrig gewählte Dosierung der Vitamine. Leider gibt es bezüglich der Mengen keine einheitlichen Empfehlungen, auch nicht, was die Höchstmenge von Vitamin B6 betrifft. Dass ein Zuviel an Vitamin B6 nicht unschädlich ist, steht außer Zweifel. Auch Einzelfälle, bei denen eine Überdosis zu Störungen des peripheren Nervensystems geführt hat, sind bekannt.

Einige Empfehlungen gehen davon aus, dass es bereits ab einer täglichen Einnahme von 50 mg zu unerwünschten Nebenwirkungen oder gar Schädigungen kommen kann, andere Quellen verweisen auf Mengen zwischen täglich 100 mg und 1 g, wenn dies über einen längeren Zeitraum hinweg eingenommen wird.

Um also die persönlich passende Dosis festzulegen, sollte ein mit der orthomolekularen Medizin vertrauter Arzt konsultiert werden.

Alpha-Liponsäure (Thioctsäure)

Wie mehrfach in diesem Buch erwähnt, wird die Alpha-Liponsäure bereits seit vielen Jahren bei der Polyneuropathiebehandlung eingesetzt.

Insbesondere die diabetischen Polyneuropathien sprechen oftmals gut auf die Alpha-Liponsäure an, wie diverse Untersuchungen schon seit langem belegen. Besonders die Schmerzintensität lässt durch eine Gabe von regelmäßiger Alpha-Liponsäure bei der Mehrheit der Betroffenen deutlich nach.

Die Wirkungsweise wird darauf zurückgeführt, dass die Alpha-Liponsäure als körpereigene Substanz am Zuckerstoffwechsel beteiligt ist, aber bei Diabetikern nur in unzureichender Menge vorhanden ist. Diabetiker können von der Einnahme von Alpha-Liponsäure auch deshalb profitieren, weil die Glukose schneller in die Zellen transportiert werden kann. Dies hat zur Folge, dass der Stoffwechselentgleisung entgegengewirkt wird, indem weniger Eiweiße verzuckern.

Da durch die Alpha-Liponsäure eine verbesserte Glukoseverwertung eintritt, kann es zu einer Senkung des Blutzuckerspiegels kommen. Infolgedessen ist insbesondere in der Anfangsphase eine engmaschige Kontrolle des Blutzuckers erforderlich.

Als eines der bisher bekanntesten stärksten Antioxidantien gilt die Alpha-Liponsäure. Sie ist in der Lage, andere Antioxidantien in ihrer Wirkung zu verstärken oder diese sogar zu regenerieren. Zu den hierdurch profitierenden Antioxidantien zählen Glutathion, Vitamin C, Vitamin E und Coenzym Q10, sodass dieses hocheffektive Antioxidantien-Netzwerk einschließlich der Alpha-Liponsäure aus insgesamt fünf Säulen besteht.

Eine besondere Bedeutung hat die Alpha-Liponsäure als Schutzfunktion im Nervensystem, bei der Regulierung des Blutzuckerspiegels und bei der Entgiftung von Schwermetallen. Darüber hinaus wirkt sich die Alpha-Liponsäure günstig auf den Stoffwechsel der Vitamine B und E aus.

Wenn die Liponsäure präventiv eingenommen wird, ist eine tägliche Dosierung von bis zu 300 mg möglich. Bei der Polyneuropathie-Behandlung wird in der Regel eine tägliche Dosis von 600 mg angegeben. Alpha-Liponsäure gibt es als Infusionen und in Kapselform und ist keine Leistung der gesetzlichen Krankenkassen.

Grundsätzlich gilt die Alpha-Liponsäure als ziemlich nebenwirkungsfrei. Vereinzelt können jedoch Hautausschläge, Magenbeschwerden und Müdigkeit auftreten.

Mykotherapie

In asiatischen Ländern werden Heilpilze seit jeher zur Behandlung von gesundheitlichen Problemen eingesetzt. Immer mehr interessiert sich auch die westliche Medizin für dieses Thema, wo es sich als „Mykotherapie" inzwischen etabliert hat. Je nach Anbieter werden die Heilpilze auch als Vitalpilze oder Medizinalpilze bezeichnet und sind als Nahrungsergänzungsmittel erhältlich.

Pilze verfügen über zahlreiche nachgewiesene Inhaltsstoffe, die sehr effektiv zur Gesunderhaltung und Genesung zahlreicher Krankheiten genutzt werden können. Durch zahlreiche weltweite Forschungen konnten inzwischen diverse Wirkmechanismen entschlüsselt werde.

Jede Pilzart für sich verfügt über eigene spezifische Inhaltsstoffe, Eigenschaften und Wirkmechanismen, aber fast allen von ihnen ist gemein, dass sie sich sehr positiv auf das Immunsystem auswirken.

Bei der Behandlung von Polyneuropathie kann die Mykotherapie eingesetzt werden, um die Schmerzen zu reduzieren und möglicherweise sogar ein weiteres Absterben von Nerven zu verhindern. Hier kommt der Vitalpilz Hericium um Einsatz, der aufgrund seines markanten Aussehens auch als Affenkopfpilz oder Igelstachelbart bezeichnet wird. In Japan und China wird er aufgrund seines besonderen Aromas, das aus einer Komposition von über 30 Aromastoffen besteht, gerne als Speisepilz verzehrt. Das hat Tradition, schon in früheren Zeiten wurde er Kaisern als Geschenk überreicht.

Der Hericium wirkt sich besonders gut auf die Regulierung des Verdauungstraktes aus, sei es beim Aufbau geschädigter Schleimhäute von Magen-, Darm und Speiseröhre oder einer gestörten Darmflora. Hinsichtlich der Polyneuropathie aber sind die ansonsten selten vorkommenden Substanzen „Erinacin" und „Hericenone", welche aus dem Fruchtkörper des Hericiums isoliert werden, von Interesse. Sie sind bekannt dafür, sie nervenwachstumsstimulierend wirken und die Regeneration als auch das Wachstum von Nervenzellen und –fasern unterstützen. Sogar die wichtigen Myelinschichten, die die Nervenzellen schützen und ernähren, sollen wiederaufgebaut werden können.

MSM (Methylsulfonylmethan)

MSM wird auch als MSM-Schwefel oder Dimethylsufon bezeichnet und ist eine natürlich vorkommende Schwefelart. Schwefel gehört wie Wasser-, Sauer-, Kohlen- und Stickstoff zu den fünf Grundelementen, aus denen der menschliche Organismus besteht und ist ein wichtiger Bestandteil für Moleküle, die die Aminosäuren wie Cystein, Methionin und Taurin herstellen. MSM ist an diversen Körperfunktionen beteiligt und unverzichtbar für die Zellregeneration sowie für die Bildung von Kollagen, Keratin, Bindegewebe, Haut, Haaren, Nägeln und Gelenkknorpel. Es ist zudem ein essentieller Bestandteil von Insulin, sodass ein Schwefelmangel eine beeinträchtigte Insulinproduktion mit sich bringen kann.

Etwa die Hälfte des Schwefels findet sich in der Haut sowie den Muskeln und Knochen. Allerdings nimmt der Schwefelgehalt im Körper mit zunehmendem Alter ab. Umso wichtiger ist es dann, auf eine ausreichende Schwefelversorgung zu achten.

Seit einigen Jahren rückt MSM zunehmend in den Fokus der Wissenschaft, um sein Potential, Gesundungsprozesse günstig zu beeinflussen, mehr und mehr zu entschlüsseln. Inzwischen sind nicht nur grundsätzliche Wirkmechanismen bekannt, sondern auch einige Krankheitsbilder, auf die sich MSM positiv auswirken kann, allen voran sind hier länger andauernde oder chronische Schmerzen (z. B. Nerven- und Gelenkschmerzen, Migräne, Fibromyalgie), Depressionen, Entzündungen, Wundheilungen, Haarausfall, Schlafstörungen, Parodontitis und Muskelkrämpfe zu nennen. Zudem werden auch Muskeln, Bänder und Sehnen unterstützt und deren Elastizität gefördert, was bei diversen Erkrankungen von Vorteil ist.

MSM kommt in jeder Zelle des menschlichen Körpers, Pflanzen und Tieren vor. Somit ist es auch in einigen Lebensmitteln enthalten wie Knoblauch, Joghurt, frischer Kuhmilch, Alfalfa, Sojabohnen, Sonnenblumenkernen, Linsen und einigen Algensorten. Durch Verarbeitungsprozesse wie etwa Erhitzen wird der MSM-Gehalt reduziert. Zudem enthält die heutige Nahrung aufgrund der modernen Landwirtschaft mit dem intensiven Einsatz von chemischen Düngemitteln deutlich weniger Schwefel als noch vor einigen Jahrzehnten.

Wenn die Zufuhr von MSM über die Nahrung nicht ausreicht, kann der Bedarf durch Nahrungsergänzungsmittel abgedeckt werden. Gerade bei bereits bestehenden Krankheiten werden so große Mengen MSM benötigt, dass diese nicht allein durch die körpereigene Produktion und die Ernährung abgedeckt werden können. Hierfür bieten sich Produkte in Kapsel- und Pulverform für die orale Anwendung.

Die Dosis ist vom Körpergewicht, Alter, von vorliegenden Mangelerscheinungen und der jeweiligen Indikation abhängig. Bei schwerwiegenden Erkrankungen kann die Menge bis zu 10.000 mg täglich betragen, wobei einige Empfehlungen jedoch von maximal 5.000 mg ausgehen. Wichtig ist, mit niedriger Dosierung zu beginnen, die bei täglich 500 mg liegt und im Laufe mehrerer Tage langsam gesteigert wird. MSM wird als Kapsel- und Pulverform angeboten. Letzteres ist auf Dauer günstiger, allerdings ist der leicht bittere Geschmack gewöhnungsbedürftig bzw. lässt sich dieser abmildern, wenn das Pulver in etwas Saft eingerührt wird.

Zu beachten ist, dass die gleichzeitige Einnahme von Vitamin C oder Multivitaminpräparaten die Wirksamkeit von MSM deutlich verstärkt. Zwar eignen sich Nahrungsergänzungsmittel grundsätzlich für Selbstbehandlungen, trotzdem sollte man sich immer vom behandelnden Therapeuten beraten lassen. Dies betrifft insbesondere die individuell angezeigte tägliche Dosierung.

MSM und Schmerzen

Besonders häufig wird von Schmerzpatienten berichtet, die durch die Einnahme von hochdosiertem MSM Linderung lindern konnten. Man liest sogar von Patienten mit chronischen Schmerzen, die durch MSM endlich Schmerzfreiheit erreichen oder die Dosis von Schmerzmedikamenten reduzieren konnten. Sicher ein interessanter Aspekt in Bezug auf die Polyneuropathie.

Obwohl die Erforschung von MSM noch ziemlich am Anfang steht, gibt es dennoch schon einige vielversprechende Studien. Der Zusammenhang von MSM und dessen Wirkung auf Schmerzen wird inzwischen intensiv erforscht. Besonders steht hier das Thema Gelenkschmerzen im Fokus. In einer in den USA durchgeführten Doppel-Blind-Studie fanden Forscher heraus, dass Knieschmerzen durch Arthrose durch die Verabreichung von zweimal täglich 3 g MSM eine deutlich gelindert werden konnten.

Der schmerzlindernde Effekt wird besonders darauf zurückgeführt, dass durch MSM die Zellwände durchlässiger und flexibler werden, sodass Flüssigkeit wieder einfacher passieren kann als zuvor. Hierdurch wird bestehender Druck, der zu Schmerzen geführt hat, wieder abgebaut, sodass wichtige Nährstoffe wieder eindringen können und Milchsäure und andere belastende Substanzen ausgeleitet werden können. Durch diesen Vorgang wird verhindert, dass sich Druck in den Zellen aufbaut, der zu Schmerzen und Entzündungen führt.

Ist MSM sicher?

Im Allgemeinen gilt die Einnahme von MSM als sicher und nebenwirkungsarm, da es sich um eine natürlich vorkommende Substanz im menschlichen Körper handelt. Überschüssige Mengen werden nach etwa 12 Stunden ausgeschieden.

Dennoch kann es in Einzelfällen zu kurzfristigen Nebenwirkungen Magen-, Darmproblemen, Hautreizungen, Schwindel und Kopfschmerzen kommen. In diesem Fall sollte die Einnahme von MSM ein paar Tage gestoppt und danach mit geringerer Dosis neu gestartet werden.

Im Unterschied zu Nebenwirkungen, wie man sie etwa von Schmerzmitteln her kennt, sind MSM-induzierte körperliche Reaktionen als deutlich schwächer zu bewerten. Zudem bergen herkömmliche Scherzmedikamente das Risiko von bedrohlichen Langzeitschäden. Besonders die Einnahme von sogenannten NSAR-Schmerzmitteln ist mit Risiken verbunden.

Personen mit Nierenproblemen sollten allerdings auf die Einnahme von MSM verzichten, da es möglicherweise zu unerwünschten Nebenwirkungen kommen kann.

Cannabinoidol (CBD)

CBD boomt, und das ist eigentlich nicht überraschend, denn hinter CBD verbirgt sich ein enormes medizinisches Potential, das sich positiv auf zahlreiche Krankheitsbilder auswirken kann und viele praktische Anwendungsmöglichkeit für Patienten bietet.

Cannabidiol (CBD) ist ein Cannabinoid, das im weiblichen Hanf vorkommt und von Fachleuten als der wichtigste Bestandteil des medizinischen Cannabis gesehen wird. Vorschnell wird es in Zusammenhang mit einer berauschenden und abhängig machenden Wirkung gebracht, obwohl dies gar nicht so ist, denn es wirkt nur schwach psychoaktiv.

Vielmehr trifft dies auf ein weiteres Cannabinoid zu, nämlich das THC, das die aktivste Komponente von heutigem Marihuana ist und strengen rechtlichen Beschränkungen unterliegt.
Denn THC verfügt nicht nur über heilende, sondern auch über narkotische Eigenschaften sowie einen psychoaktiven und berauschenden Effekt, der das Verhalten und Erleben beeinflusst und Psychosen verursachen kann. Hiervor schützt allerdings das CBD, das sogar wie ein hochpotentes Neuroleptikum

wirkt. Aufgrund der nicht mehr von der Hand zu weisenden positiven Eigenschaften des CBD wird es auch als „good guy" bezeichnet.

CBD wird besonders eine schmerzlindernde, entkrampfende, muskelentspannende, entzündungshemmende und angstlösende Wirkung zugeschrieben. Ein Abhängigkeitspotential soll nicht bestehen.

Inzwischen wird CBD für eine Vielzahl von Gesundheitsproblemen vorgeschlagen, einige Wirkungen konnten bereits durch Studien belegt werden. Am bekanntesten ist bislang der positive Einfluss auf bestimmte therapieresistente Epilepsieformen (Dravet-Syndrom und Lennox-Gastaut-Syndrom), die im Kindesalter auftreten und mit üblichen Antiepileptika nicht behandelbar waren. In diversen Studien zeigte sich, dass die Anzahl der epileptischen Anfälle durch CBD reduziert werden konnte, in einigen Fällen kam es sogar zu einer kompletten Anfallsfreiheit. In diesem Zusammenhang wurde in den USA das erste Cannabis-basierte Medikament (Epidiolex®) zugelassen. Es enthält eine Kombination von CBD (98 %) und THC (weniger als 0,2 %). Engagierten Eltern von an Epilepsie erkrankten Kindern in den USA ist es im Übrigen zu verdanken, dass CBD in vielen US-Bundesstaaten legalisiert wurde.

Die medizinischen Anwendungsbereiche von CBD sind vielfältig, sodass es bei unterschiedlichen Krankheiten und Beschwerden eingesetzt werden kann. In Bezug auf Polyneuropathie ist der schmerzlindernde Aspekt von Interesse, denn CBD kann eine Behandlungsoption für verschiedene Arten von chronischen Schmerzen sein. Der schmerzreduzierende Effekt wurde in mehreren Tierversuchen bewiesen, und zwar bei entzündlichen und neuropathischen Schmerzen, beides Schmerzformen, die als besonders schwierig zu therapieren bekannt sind.

Der schmerzlindernde Effekt wird darauf zurückgeführt, dass CBD in der Lage ist, die sogenannten Vanilloidrezeptoren vom Typ 1 und 2 zu stimulieren. Werden die Schmerzrezeptoren der Nervenendigungen durch CBD stimuliert, kommt es zu einer schmerzhemmenden Wirkung.

Interessant ist auch die Vermutung, dass CBD das Diabetesrisiko reduzieren kann. Man geht davon aus, dass der bereits nachgewiesene präventive Effekt von Cannabis auf Diabetes auf CBD zurückzuführen ist.

Produktqualität

Wie wirksam CBD-Öl tatsächlich ist, hängt stark von der Produktqualität ab. Aufgrund des CBD-Booms ist der Markt für Laien inzwischen unüberschaubar, sodass es nicht immer einfach ist, ein seriöses Produkt ausfindig zu machen. Aber es gibt einige Aspekte, die bei der Suche nützlich sind.

Besonders wichtig ist die Angabe zum CBD-Gehalt, der von seriösen Anbietern in Prozent angegeben wird. Vorsicht ist angesagt bei schwammigen Aussagen wie beispielsweise „1 Tropfen enthält 1,67 mg CBD.

Cannabidiol-Produkte können im Internet und eigentlich auch in stationären Apotheken erworben werden. Bis vor kurzem wurden CBD-Öle auch in bekannten Drogerieketten angeboten, doch schon wenige Monate nach Produkteinführung wurden sie dort wieder aus dem Sortiment genommen. Ob dies freiwillig oder aufgrund äußerer Umstände erfolgt, ist bislang nicht bekannt.

Der einfachste Weg ist bisweilen noch immer der Erwerb über Onlineshops. Denn obwohl Apotheken CBD-Produkte verkaufen dürften, ist dies heikel, denn hier herrscht wohl noch immer Unsicherheit ob des rechtlichen Status von Cannabisprodukten. Selbst mit PZN-Codes der Hersteller kommt man oft nicht weiter, da der Apothekengroßhandel die Produkte nicht führt. Schon manch ein Kunde kam in eine unangenehme Situation oder wurde leichtfertig in Verbindung mit Drogen gebracht.

Bezieht man die Produkte aus dem Ausland, ist unbedingt auf den THC-Gehalt zu achten, da die Grenzwerte in anderen Ländern höher liegen wie z. B. in der Schweiz bei bis zu 1%. Aktuell sind in Deutschland Produkte mit einem THC-Gehalt von bis zu 0,2 % zulässig. Da sich die Gesetzeslage bezüglich Cannabis stetig ändert, ist es wichtig, die jeweils gültige Rechtslage zu beachten. Zu beachten ist dies auch immer dann, wenn man sich in ein anderes Land begibt, um nicht etwa im Urlaub eine böse Überraschung zu erleben.

Anwendung

CBD-Präparate gibt es in unterschiedlicher Darreichungsform als Kapseln, Sprays, Öl und Cremes erhältlich. Einige können in Getränke oder Lebensmittel gemischt oder mit einer Pipette eingenommen werden. Welches Präparat zur Anwendung kommt, ist von der jeweiligen Indikation abhängig.

Bevorzugt wird CBD in Form von Öl, das unter die Zunge geträufelt wird. Hier lässt man es etwa eine Minute lang einwirken bevor man es runterschluckt. Indem die wichtigen Wirkstoffe bereits über die Mundschleimhaut absorbiert werden, erreicht man die größtmögliche Bioverfügbarkeit vom CBD.

Die empfohlene Dosierung ist sehr individuell und variiert von Person zu Person. Sie hängt vom Körpergewicht, aber auch von der Indikation und des Präparates ab. Man sollte mit kleinen Mengen beginnen, um mögliche Nebenwirkungen ausschließen zu können.

Die ersten Tage tastet man sich langsam an die persönlich passende Dosierung heran. Die meisten Anwender beginnen mit der Einnahme abends ein bis zwei Stunden vor dem zu Bett gehen. Im Laufe der Zeit wird dann auf eine Einnahme morgens und abends übergegangen, um eine kontinuierliche CBD-Versorgung zu erreichen.

Die Anwendungsempfehlungen des Herstellers sind unbedingt zu beachten, außerdem sollte immer eine Rücksprache mit dem behandelnden Arzt erfolgen. Dies betrifft auch eine eventuelle Reduzierung von Medikamenten, die aufgrund der CBD-Einnahme möglich werden kann. Von Selbstversuchen ist unbedingt abzuraten.

CBD in der Forschung

CBD ist in letzter Zeit zunehmend in den Fokus der Wissenschaft gerückt. Besonders große Hoffnungen werden in die Behandlung von Krebs gesetzt, der Geißel unseres Jahrhunderts schlechthin. So gibt es bereits Hinweise darauf, dass sich CBD signifikant positiv auf die Ausbreitung von Krebs auswirkt, und das Wachstum von Krebszellen, sowie Metastisierung unterdrücken und deren Zerstörung fördern kann. Ein entsprechender Artikel wurde hierzu bereits im British Journal of Clinical Pharmacology veröffentlicht und auch hier nachzulesen:
https://www.ncbi.nlm.nih.gov/pmc/articles/PMC3579246/

Weitere Forschungen in diesem Kontext dürfen mit großer Spannung erwartet werden, wenngleich es sich noch viel wissenschaftliche Arbeit vonnöten ist, um mit Gewissheit behaupten zu können, dass CBD Krebs heilen kann.

Auch für zahlreiche andere Krankheitsbilder wurden bereits Studien mit CBD durchgeführt, die oftmals erstaunlich positive Ergebnisse und eine deutliche Verbesserung der betroffenen Patienten zeigten. Hoffnung auf neue zukünftige Behandlungsmöglichkeiten sind somit nicht unbegründet, sei es für Epilepsie, Nervenerkrankungen, Schizophrenie, entzündlichen Darmerkrankungen oder Alzheimer.

Ist CBD sicher?

Im Vergleich zu THC ist CBD nebenwirkungsarm, was besonders der fehlenden Rauschwirkung geschuldet ist.

Je nach persönlicher Verträglichkeit können dennoch vereinzelt Nebenwirkungen auftreten. Am häufigsten kommt es zu Müdigkeit, gelegentlich treten Übelkeit, Benommenheit, Durchfall, Reizbarkeit oder Veränderungen des Appetits und Gewichtszu- oder abnahme. Außerdem kann CBD die Wirkung von Medikamenten beeinflussen wie beispielsweise bei Blutverdünnern.

Als kritisch wird häufig die Tatsache gesehen, dass man für die jeweiligen Krankheitsbilder derzeit noch nicht die effektivste therapeutische Dosis von CBD kennt. Skeptiker verweisen schließlich darauf, dass CBD-Präparate als Nahrungsergänzungsmittel und nicht als Medikamente angeboten werden, die strengeren Kontrollmechanismen unterliegen, was mitunter Beimischungen oder unklare Inhaltsstoffe mit sich bringen könnte.

Behandlung aus umweltmedizinischer Sicht

Wie Sie bereits ausführlich lesen konnten, kann eine chronische Vergiftung die Entstehung einer Polyneuropathie begünstigen oder sogar auslösen. Im Umkehrschluss bedeutet dies, dass die Beseitigung von Giftstoffen sich sehr positiv auf die Gesundheit auswirken kann. Dies zu bewerkstelligen, die schädlichen Substanzen aus dem Körper herauszuführen, das wird dem Fachbereich Umweltmedizin zugeordnet.

Doch was genau verbirgt sich dahinter?

Der menschliche Organismus verfügt über ein umfangreiches ausgeklügeltes Entgiftungssystem, das hauptsächlich aus Leber, Nieren, Darm und der Haut besteht. Bevor Sie im weiteren Verlauf dieses Buches erfahren, wie Sie Ihren Körper entgiften können, sollten Sie einige grundlegende Aspekte darüber erfahren, wie sich Ihr Körper selbst reinigt.

Ein gesunder Organismus ist in der Lage, sich von belastenden Schadstoffen selbst zu befreien. Doch wer ist in der heutigen Zeit tatsächlich noch in der glücklichen Lage, dieses von sich behaupten zu können? Denn immer jünger sind die Menschen, die bereits von schweren und chronischen Erkrankungen eingeholt werden. Solange der Körper kann, versucht er zu kompensieren, wo es nur geht. Doch meist ist es dann nur eine Frage der Zeit, bis die Entgiftung ins Stocken gerät und der Mensch als Konsequenz hieraus krank wird.

So ist bei vielen Menschen der Körper nicht mehr in der Lage, sich selbst zu regulieren und die ihm zugeführten Schadstoffe auszuleiten. Je eingeschränkter die Selbstregulation ist, umso mehr ist es erforderlich, die Ausleitung der Schadstoffe durch bestimmte Maßnahmen zu unterstützen.

Wichtig ist, dass Sie bei einem begründeten Verdacht, dass Schadstoffe eine Rolle bei Ihrer Polyneuropathie spielen könnten, dem Verdacht nachgehen und sich an Ärzte wenden, die Erfahrungen mit Umweltschadstoffen haben. Da der Bereich der Umweltmedizin während eines regulären Medizinstudiums quasi nicht stattfindet, kann man erahnen, wie wenige auf diesem Gebiet ausgebildete Mediziner es derzeit in Deutschland gibt.

Dennoch sollte man sich die Mühe machen, einen mit dieser Thematik vertrauten Therapeuten aufzusuchen, auch wenn dies mit längeren Wartezeiten und Anfahrtswegen verbunden sein sollte. Denn um das Vorhandensein von Umweltschadstoffen feststellen zu können, sind bestimme Diagnostikverfahren unverlässlich, und nur bestimmte Therapieverfahren tatsächlich wirkungsvoll. Dies hängt insbesondere damit zusammen, dass viele Schadstoffe in Körperdepots gelagert sind und sich nicht frei in der Blutbahn bewegen.

Somit lassen sich chronische Schadstoffbelastungen nicht über eine „normale Blutentnahme" diagnostizieren. Aus eigener Erfahrung kann ich Ihnen daher gar nicht deutlich genug den Tipp ans Herz legen, sich bei einem Verdacht auf eine toxisch bedingte Polyneuropathie an entsprechende Fachärzte aus dem Bereich der Umweltmedizin zu wenden. Tun Sie dies nicht, laufen Sie Gefahr, dass eine möglicherweise toxisch bedingte Polyneuropathie für immer unentdeckt bleibt.

Genauso wie die schulmedizinischen Behandlungskonzepte der Polyneuropathie auf mehreren Behandlungssäulen basieren, so besteht auch die umweltmedizinische Herangehensweise aus mehreren Komponenten.

Die 4 wichtigsten Therapiebausteine bei einer toxischen Polyneuropathie:

1. Die besonders häufig vorkommenden Schadstoffquellen bestehen aus metallhaltigem Zahnersatz (Quecksilber, Palladium etc.), Autoabgasen, Industrieabgasen, Schimmelpilzen, Schadstoffen am Arbeitsplatz und diversen Wohngiften. Auch schadstoffbelastetes Trinkwasser ist viel häufiger anzutreffen, als dies im Allgemeinen bekannt ist. Je nach Ausmaß der Schadstoffbelastungen kann ein Sanierungsprogramm sehr umfangreich sein und betrifft häufig die Zähne, aber auch das Wohnumfeld sowie den Arbeitsplatz.

2. Wenn eine Schadstoffbelastung des Körpers festgestellt wird, ist es unerlässlich, diese Substanzen auszuleiten. Hierfür werden bestimmte Entgiftungspräparate eingesetzt wie insbesondere sogenannte Chelate (DMSA, DMPS und EDTA).

Darüber hinaus werden auch Glutathion, Alpha-Liponsäure, Zeolith, Apfelpektin, Zink, Selen und Vitamin C verwendet. Je nach persönlicher Situation können auch physikalische Methoden zum Einsatz kommen wie beispielsweise eine Infrarotkabine, Saunagänge, Elektrolyse-Fußbäder sowie Voll- und Fußbäder.

3. Da viele Patienten mit Schadstoffbelastungen gravierende Nährstoffmängel aufweisen, sollte ein mögliches Defizit abgeklärt und gegebenenfalls durch entsprechende Nahrungsergänzungsmittel aufgefüllt werden. Hierzu gehören oftmals die B-Vitamine, sowie Vitamine C und D, Aminosäuren, Magnesium, Zink, Eisen, Q10 und Omega 3- und Omega 6-Fettsäuren.

4. Auffallend viele Umweltpatienten weisen chronische Infektionen auf. Da eine Polyneuropathie auch durch Infekte ausgelöst werden kann, sollte dies überprüft werden. In Einzelfällen kann eine Verabreichung von Antibiotika oder Antivirenmittel notwendig sein.

Bereiten Sie sich auf einen entsprechenden Arztbesuch vor, indem Sie sich in meinem Buch „Entgiften von A bis Z" in diese Thematik einlesen. Darin erfahren Sie, wo die Giftstoffe lauern und wie diese Ihre Gesundheit beeinflussen können.

Sie erhalten in dem Buch auch praktische Lösungsmöglichkeiten, wie Sie sich erfolgreich von belastenden Schadstoffen befreien können. Und sollten Sie noch nicht wissen, ob Schadstoffe die Ursache für Ihre Erkrankung sind, so erfahren Sie in diesem Buch auch, wie Sie die Schadstoffbelastung feststellen können.

Dabei werden viele Entgiftungsmethoden vorgestellt, die man Zuhause selbst durchführen kann, aber auch die wichtigsten Therapien, die bei einer schweren chronischen Vergiftung nur von Therapeuten eingesetzt werden dürfen. Insbesondere eine umfangreiche Entfernung von schädlichen Zahnersatzmaterialien in Kombination mit einer ganzheitlichen Entgiftung ist ein komplizierter Vorgang, der unbedingt in professionelle Hände gehört.

Dieses äußerst informative Buch wird Ihnen in vielerlei Hinsicht die Augen öffnen und Ihnen eine große Chance auf mehr Gesundheit bieten.

Und möglicherweise werden Sie dann für sich ganz wichtige Zusammenhänge Ihrer Polyneuropathie sehen, die Ihnen die meisten Ärzte nicht vermitteln.

Welche Therapeuten sind zu konsultieren?

Inwieweit eine Polyneuropathie zuverlässig diagnostiziert und nachfolgend auch behandelt wird, hängt maßgeblich von den jeweiligen Erfahrungen der konsultierten Therapeuten ab. Denn nur wer das komplexe Krankheitsbild hinreichend kennt, kann es ausreichend diagnostizierten und gegebenenfalls auch therapieren. Doch wer sich erst gar nicht auf die Suche begibt, läuft Gefahr, dass er die auftretenden Symptome fälschlicherweise anderen Erkrankungen zuordnet und somit leider auch falsch behandelt.

Hausarzt

Wenn der Verdacht auf eine Polyneuropathie besteht, ist in der Regel der Hausarzt die erste Anlaufstelle. Hier ist allerdings wichtig zu wissen, dass nicht jeder Hausarzt über eine ausreichende Erfahrung mit der Polyneuropathie verfügt, weil er nicht täglich mit diesem Krankheitsbild konfrontiert wird. Somit besteht die Gefahr, dass er nicht ausreichend mit den entsprechenden Symptomen vertraut ist.

Neurologe

Um eine zuverlässige Diagnose zu erhalten, ist bei einem Verdacht auf eine Polyneuropathie das Aufsuchen eines Facharztes unbedingt anzuraten. Normalerweise ist dies ein Neurologe, denn er ist auf das Fachgebiet von Nervenerkrankungen spezialisiert.

Nachdem die der Polyneuropathie-Diagnose gestellt wurde, geht es darum, weitere Therapeuten in das Behandlungskonzept einzubeziehen. Bei den meisten Patienten bleibt zwar der Neurologe der Hauptansprechpartner, aber um die bei einer Polyneuropathie erforderliche multimodale Behandlung zu ermöglichen, sind weitere Maßnahmen notwendig.

Physiotherapeut

Neben der Behandlung des Neurologen, dessen Therapie hauptsächlich in der Verabreichung von Medikamenten besteht, bildet die Physiotherapie eine der wichtigsten Behandlungssäulen. In der Praxis zeigt sich, dass darüber hinausgehende Therapiemaßnahmen zwar sinnvoll wären, meistens aber nicht herangezogen werden.

Ergotherapeut

Der Ergotherapeut gehört zu den Behandlungsoptionen, die bei vielen Personen mit einer Polyneuropathie nicht zum Zuge kommt, obwohl sie angezeigt wäre. Dies betrifft unter anderem die Personen, bei denen die Polyneuropathie zu einer starken Einschränkung der Bewegungsabläufe und zu einer falschen Körperhaltung führt, sowie die Verrichtung alltäglicher Abläufe erschwert ist. Die Ergotherapie ist darauf ausgerichtet, durch spezielle Übungen die Bewegungsfähigkeit und Körperwahrnehmung zu verbessern. Lesen Sie hierzu auch das Kapitel „Ergotherapie".

Ernährungsberater

Dass sich für viele Polyneuropathie-Patienten zumindest zu Beginn der Erkrankung das Aufsuchen eines Ernährungsberaters günstig auf das Krankheitsgeschehen auswirken kann, wird ebenfalls zu wenig berücksichtigt. Allenfalls bei Diabetikern ist die Ernährungsberatung ein Therapiebestandteil, da hier die Grunderkrankung eine Ernährungsumstellung zwingend notwendig macht.

Logopäde

Wenn die Polyneuropathie das Schlucken und/oder Sprechen beeinträchtigt, wird ein Logopäde in die Therapie einbezogen.

Schmerztherapeut

Für die meisten Polyneuropathie-Patienten sind die Schmerzen das zentralste Problem des Krankheitsgeschehens. Wenn die Schmerzen mit herkömmlicher Medikation nicht in den Griff zu bekommen sind, sollte ein mit dieser Problematik vertrauter Arzt aufgesucht werden. Es gibt ambulante Möglichkeiten, bei denen ein niedergelassener Arzt mit Behandlungsschwerpunkt Schmerzen konsultiert werden kann, darüber hinaus bieten auch viele Unikliniken und große Kliniken entsprechende Schmerzambulanzen.

Wenn die Schmerzen auch mithilfe dieser Maßnahmen nicht zu bändigen sind, sollte ein stationärer Aufenthalt in einer Schmerzklinik in Betracht gezogen werden.

Umweltmediziner

Wenn keine Ursache für die Polyneuropathie gefunden werden kann, und der Verdacht besteht, dass Schadstoffe eine Rolle spielen, sollte ein Arzt mit dem Fachgebiet „Umweltmedizin" aufgesucht werden. Dieser kann durch spezifische Testverfahren herausfinden, ob Schwermetalle wie Blei, Quecksilber, Palladium oder Pestizide, Herbizide oder andere Substanzen aus der Umwelt vorhanden sind und eliminiert werden müssen.

Heilpraktiker

Unabhängig von der Ursache der Erkrankung kann das Einbeziehen eines Heilpraktikers für viele Personen mit Polyneuropathie sehr effektiv sein.

Heilpraktiker verfügen über vielfältige naturheilkundliche Therapiemöglichkeiten und können beispielsweise mit pflanzlichen, homöopathischen oder anderen natürlichen Präparaten behandeln. Die Kosten von Heilpraktikern werden nicht von den gesetzlichen Krankenkassen übernommen.

Wie findet man einen passenden Therapeuten?

Um sich zeitaufwendiges sowie kosten- und nervenaufreibendes „Therapeuten-Hopping" zu ersparen, ist man gut beraten, sich bereits im Vorfeld über das Behandlungsspektrum und idealerweise auch die Erfahrung des jeweiligen Therapeuten bezüglich der Polyneuropathie zu informieren.

Hierzu ist das Internet heutzutage meistens das Mittel der Wahl, denn viele Bewertungsportale, einschlägige Patienten-Foren und Facebook-Gruppen ermöglichen sehr nützliche Informationen, wenn man auf der Suche nach passenden Therapeuten ist.

Vorbereitung für Ihren Arzttermin

Wenn Sie den Verdacht haben, dass Sie an einer Polyneuropathie leiden, suchen Sie einen Arzt Ihres Vertrauens auf. In der Regel wird dies Ihr Hausarzt sein, aber möglicherweise kann Ihnen ein anderer Arzt wesentlich besser helfen. Bedenken Sie, dass nicht jeder Arzt über eine ausreichende Erfahrung in der Behandlung von Polyneuropathie verfügt.

Anhand gezielter Fragen und verschiedener Diagnostikverfahren wird der Arzt versuchen, das Ausmaß der Erkrankung festzustellen. Anschließend wird er Ihnen wahrscheinlich eine Überweisung an einen Spezialisten für Nervenerkrankungen (Neurologen) ausstellen. Dieser hat wesentlich öfter mit an Polyneuropathie erkrankten Menschen zu tun und kann deren Bedürfnisse besser zuordnen.

Wie Sie sicherlich schon aus eigener Erfahrung wissen, ist die Zeit in den Arztpraxen äußerst knapp. So ist man gut beraten, sich im Vorfeld möglichst gut auf den Termin vorzubereiten. Und man kann außerdem sicherer sein, dass man auch wirklich alle Fragen beantwortet bekommt, wenn man sich gut auf den Arztbesuch vorbereitet.

Wenn es möglich ist, sollten Sie sich am besten vorher ein paar Notizen machen, die Sie zu Ihrem Termin mitnehmen. Denn in der Hektik und vielleicht auch in der Aufregung vergisst man dann schnell mal die eine oder andere Frage. Schreiben Sie zuerst die wichtigsten Fragen auf und setzen Sie die weniger wichtigen Notizen ans Ende Ihrer Auflistung. Denn falls die Zeit im Behandlungszimmer doch zu knapp sein sollte, bekommen Sie zumindest die wichtigsten Fragen beantwortet.

Und sollten Sie die eine oder andere Antwort nicht verstehen, so fragen Sie ungeniert nach. Scheuen Sie sich dabei nicht, auch mal nach der deutschen Übersetzung des medizinischen Fachjargons zu fragen. Denn was hilft es Ihnen, wenn Sie die Hälfte gar nicht verstehen, der Arzt es aber gar nicht bemerkt?

Je besser Ihre Liste vorbereitet ist, desto erfolgreicher und für Sie zufriedenstellender wird Ihr Arztbesuch verlaufen. Bei der Aufstellung Ihrer Liste sollten sie sich selbst gegenüber offen und ehrlich antworten. Sie schaden nur sich selbst, wenn Sie versuchen, die eine oder andere Frage nur halb wahr zu beantworten. Sie selbst sind es, der von den ehrlichen Fragen und Antworten am meisten profitiert, und nicht Ihr Arzt. Vergessen Sie das niemals: Das, was Sie tun, ist für Sie selbst. Ihr Arzt würde sich zwar über eine unzureichende Mitarbeit ärgern, aber dies würde dessen Leben ansonsten in keiner Weise beeinflussen. Es ist IHR Leben, das Sie dadurch beeinflussen – denken Sie daran!

Wenn Sie beispielsweise an Ihre Trinkgewohnheiten denken, dann richten Sie einen ehrlichen Blick darauf, wie viel Alkohol Sie tatsächlich trinken. Wenn es täglich 3 Weinflaschen sind, dann sollten Sie hieraus nicht nur 2 Flaschen machen.

Wenn Sie nicht in der Lage sind, selbst eine Liste zu erstellen, bitten Sie einen Angehörigen oder guten Freund, dies für Sie zu übernehmen. Überlegen Sie auch, ob es für Sie eine sinnvolle Unterstützung sein könnte, denjenigen zum Arztbesuch mitzunehmen. Er kann dem Arzt Ihren Gesundheitszustand möglicherweise aus seiner Perspektive vermitteln. Dies ist ein sehr wertvoller Beitrag, denn hierdurch kann der Arzt Ihr Krankheitsbild besser einordnen.

Hierbei ist auch relevant, dass es möglicherweise Vorkommnisse gegeben hat, die Ihnen gar nicht so bewusst sind oder die Sie verdrängt haben. Diese könnten beispielsweise von Ihrer Begleitung geschildert werden, sodass der Arzt also noch wertvolle Informationen von jemandem erhält, der diese Vorkommnisse miterlebt hat. Dies können beispielsweise Gedächtnislücken, Verhaltensauffälligkeiten oder eine deutliche Einschränkung Ihrer Bewegungen sein, die Sie bislang gar nicht als solche wahrgenommen haben.

Außerdem kann Ihr Begleiter Ihnen dabei behilflich sein, die vielen neuen Informationen, die Ihnen Ihr Arzt möglicherweise vermittelt, besser aufzunehmen. Denn man ist in so einer Situation leicht überfordert, vergisst wichtige Details oder nimmt einige Dinge überhaupt nicht wahr.

Wichtige Tipps für Ihren Arzttermin im Überblick:

- Fragen Sie die Arzthelferin ein paar Tage vor Ihrem Termin, ob bestimmte Vorbereitungen Ihrerseits erforderlich sind. Dies kann z. B. bedeuten, dass Sie nüchtern in der Praxis erscheinen, bestimmte Medikamente kurzfristig nicht einnehmen oder Ihre Ernährung in irgendeiner Weise anpassen sollen.

- Erstellen Sie eine Liste mit bis zur Kindheit zurückliegenden Erkrankungen, Operationen, Medikamenteneinnahmen und gegebenenfalls auch Unfällen.

- Notieren Sie alle gesundheitlichen Beschwerden, auch wenn sie vordergründig gar nicht mit einer Polyneuropathie in Zusammenhang zu stehen scheinen. Haben Sie häufig Kopfschmerzen, Nervenschmerzen in Händen und Füßen, Schlafstörungen, können Sie sich schlecht konzentrieren, oder sind Sie oftmals extrem müde? Oder sind Sie ängstlich, depressiv oder vergesslich? Je genauer Sie Ihren gesundheitlichen Zustand beschreiben, desto hilfreicher sind Ihre Informationen für den Arzt.

- Notieren Sie alle Veränderungen, die Sie in letzter Zeit an sich beobachtet haben wie beispielsweise eine unerklärliche Gewichtsabnahme, Veränderungen der Verdauung (Verstopfung, Durchfälle) oder psychische Auffälligkeiten. Oder schwitzen Sie neuerdings sehr viel, und Ihr Deo scheint ständig zu versagen?

- Wie empfinden Sie selbst Ihre Bewegungsmöglichkeiten? Fühlen Sie sich beim Gehen unsicher, und halten Sie sich häufig an Wänden, Möbeln oder Begleitpersonen fest?

- Hat sich Ihr Geschmackssinn verändert? Kann es sein, dass Ihnen alles gleich schmeckt?

- Notieren Sie auch, wenn es in letzter Zeit zu Veränderungen in Ihrem Leben gekommen ist wie ein Wohnortwechsel, Trauerfall in der Familie oder Arbeitsplatzverlust.

- Haben Sie noch bestimmte Fragen an Ihren Arzt? Schreiben Sie jede Frage auf, denn Sie ärgern sich, wenn Sie zu Hause feststellen, dass Sie vergessen haben, eine wichtige Frage zu stellen.

- Erstellen Sie eine Liste mit allen Medikamenten und Nahrungsergänzungsmitteln, die Sie einnehmen. Notieren Sie auch, wie lange und in welcher Dosierung Sie diese bereits verwenden. Auch das Mitbringen der Beipackzettel kann hilfreich sein, um eventuelle Nebenwirkungen in Erfahrung zu bringen.

- Wenn Sie relativ aktuelle Vorbefunde vorliegen haben wie beispielsweise von Blutuntersuchungen, Haut- oder Nervenbiopsien, Ergebnisse der Nervenleitgeschwindigkeit oder ein Elektromyogramm, nehmen Sie diese mit zu Ihrem neuen Arzt.

- Wenn Sie neue Befundergebnisse erhalten, lassen Sie sich immer Kopien aushändigen. Man weiß nie im Voraus, wofür man diese mal dringend benötigen wird, sei es bei einem Arztwechsel oder bei der Beantragung einer Erwerbsunfähigkeitsrente.

- Bevor Sie neu verordnete Medikamente einnehmen, informieren Sie sich umfangreich nach möglichen Neben- und Wechselwirkungen, und zwar nicht nur durch das Lesen der Beipackzettel. Da die Zeit in Arztpraxen immer sehr knapp bemessen ist, kann Ihnen Ihr Apotheker oftmals eine gute Unterstützung sein. Auch seriöse Internetseiten und Kontakte mit Gleichgesinnten sind zu empfehlen.

- Einen zuverlässigen Arzt zu finden, zu dem man ein uneingeschränktes Vertrauensverhältnis aufbauen kann, ist nicht immer einfach. Dennoch sollte man sich die Mühe machen, gegebenenfalls einen anderen Arzt zu aufzusuchen, wenn man mit der bisherigen medizinischen Behandlung und dem menschlichen Umgang nicht zufrieden ist. Auch eine zweite Meinung ist nie verkehrt. Eine Polyneuropathie ist eine schwerwiegende und chronische Erkrankung, sodass man viele Jahre lang auf medizinische Unterstützung angewiesen sein wird. Dies macht es so besonders wichtig, eine möglichst optimale medizinische Betreuung zu erhalten.

Fragen, die für die Diagnostik und Therapie wichtig sein können, sind beispielsweise die folgenden:

- Welche Untersuchungen werden durchgeführt?

- Welche meiner Symptome können mit der Polyneuropathie in Verbindung stehen?

- Welche Behandlungsmöglichkeiten gibt es?

- Welche Medikamente muss ich nehmen und wie lange?

- Unter welchen Umständen müssen meine Medikamente in ihrer Art und Dosierung angepasst werden?

- Gibt es Alternativen zu den klassischen Medikamenten, und sind diese verschreibungspflichtig?
- Ist es erforderlich, außerdem noch an einen Spezialisten weitergeleitet zu werden?

- Welche langfristigen Folgeerkrankungen können sich aus meinem derzeitigen gesundheitlichen Zustand entwickeln?

- Wie wird kontrolliert, ob die vorgesehene Behandlung erfolgreich ist?

- Gibt es irgendwelche Anweisungen, die Ernährung umzustellen?

- Wie können meine Familienangehörigen unterstützt werden, um mit der Erkrankung besser zurecht zu kommen?

- Wie kann ich zum Gesundungsprozess selbst beitragen?

- Wo kann ich mich weiter über die Erkrankung informieren? Haben Sie Kontakt zu einer Selbsthilfegruppe, oder können Sie mir Broschüren aushändigen, damit ich mich weiter informieren kann?

- Wenn Sie noch eine weitere Erkrankung haben, fragen Sie Ihren Arzt, wie sich deren Behandlung mit der Polyneuropathie vereinbaren lässt.

- Was ist in meiner Situation die empfehlenswerteste Vorgehensweise, um die Krankheit in den Griff zu bekommen?

- Gibt es therapieunterstützende Maßnahmen, die ich regelmäßig zuhause durchführen kann?

Fragen des Arztes

Um ein umfassendes Bild von Ihnen zu bekommen, wird der Arzt auch diverse Fragen an Sie stellen. Lesen Sie hierfür die folgende Auflistung, sodass Sie schon gut vorbereitet sind:

- Welche Symptome sind Ihnen seit wann aufgefallen?

- Treten die Symptome regelmäßig oder nur gelegentlich auf?

- Wie viel Alkohol trinken Sie, und könnte ein erhöhter Alkoholkonsum vorliegen?

- Sind Sie schon mal auf Diabetes hin untersucht worden oder liegt Diabetes bereits vor?
- Gibt es Familienangehörige mit Polyneuropathie?

- Haben Sie Kontakt mit Schadstoffen wie beispielsweise Blei, Quecksilber, Palladium?

- Haben Sie einen Verdacht, was zu Ihren Symptomen geführt haben könnte?

- Hat sich seit dem Auftreten Ihrer Symptome Ihr Energielevel verändert oder gibt es immer wiederkehrende Stimmungsschwankungen?

- Haben Sie Probleme mit der Blasenentleerung, liegt eventuell eine Inkontinenz oder Restharnbildung vor?

- Gibt es irgendetwas, was zu einer Verbesserung oder Verschlechterung der Symptome führt?

- Sind Sie bereits in medizinischer Behandlung und aufgrund welcher Erkrankung?

- Welche sonstigen Erkrankungen (Leberprobleme, Diabetes, Polyneuropathie etc.) liegen vor, und welche Medikamente nehmen Sie dafür ein?

- Konsumieren Sie neben Alkohol weitere Drogen, Zigaretten oder Medikamente?

- Wie sieht Ihr Tagesablauf aus? Gehen Sie arbeiten, essen Sie regelmäßig, führen Sie tägliche Körperpflege durch, treiben Sie Sport oder haben Sie Hobbys?

Sport und Bewegung bei Polyneuropathie

Wenn man bedenkt, dass Polyneuropathie für die meisten Betroffenen eine chronische Erkrankung ist, die mit Schmerzen, Bewegungseinschränkungen, Abgeschlagenheit und Missempfindungen der Füße, Beine, Hände und Arme einhergeht, dann mutet es im ersten Augenblick etwas eigentümlich an, hier von Bewegung und Sport zu sprechen. Insofern ist es auch nicht verwunderlich, dass seitens der Patienten immer wieder die Frage aufkommt, ob trotz der Erkrankung Sport betrieben werden kann. Oder ist es bei so einem komplexen Krankheitsbild gar eine Kontraindikation, wenn man sich sportlich betätigt?

Doch was auf den ersten Blick widersprüchlich erscheint, erweist sich bei genauerer Betrachtung und auf der Basis therapeutischer Erfahrungen als genaues Gegenteil. Demnach lässt die Erkrankung Sport und Bewegung nicht nur zu, sondern der Krankheitsverlauf wird sogar günstig beeinflusst. Ein Effekt, der sich übrigens auch bei vielen anderen Krankheitsbildern zeigt.

Inwieweit bei einer Polyneuropathie sportliche Aktivitäten ausgeübt werden können, hängt weitestgehend davon ab, welche Beeinträchtigungen vorliegen, welche Schäden und Symptome bereits eingetreten sind und wie weit die Erkrankung fortgeschritten ist. Auch die Medikamenteneinnahme hat hierauf Einfluss, denn wer starke Schmerzmedikamente oder andere dämpfende Mittel einnimmt, fühlt sich oftmals nicht in der Lage, sportliche Aktivitäten auszuüben. Somit sollte das Ausmaß der körperlichen Bewegungen immer von der persönlichen Situation abhängig gemacht werden.

Positiver Effekt auf vielen Ebenen

Sport wirkt sich erfreulicherweise auf mehreren Ebenen positiv auf das Wohlbefinden, die Gesundheit und nicht zuletzt auf den gesamten Körper aus. Wenn die Polyneuropathie beispielsweise mit Übergewicht und/oder Diabetes einhergeht, dann profitiert man mehrfach durch regelmäßige Bewegung. So können nicht nur überflüssige Pfunde beseitigt werden, sondern auch der Blutzuckerspiegel lässt sich optimieren.

Doch nicht nur die unmittelbaren gesundheitlichen Verbesserungen sollten ausschlaggebend sein, sondern auch die weiteren positiven Aspekte, die der Sport automatisch mit sich bringt. Mehr Ausgeglichenheit und Spaß am Leben durch eine erhöhte Endorphin-Freisetzung und somit automatisch guter Laune und mehr Lebensfreude sind ganz wesentliche Gründe für Sport und Bewegung.

Außerdem nimmt auch das Selbstbewusstsein zu, wenn man feststellt, dass körperlich doch viel mehr zu schaffen ist als vorher. Und wenn man Sport in einer Gruppe ausübt, gesellt sich ein wertvolles Gemeinschaftsgefühl hinzu. Dies kann umso intensiver werden, je mehr Gleichgesinnte man in dieser Gruppe antrifft wie etwa in einer Sportgruppe, die sich auf Personen mit Polyneuropathie spezialisiert hat.

Schließlich kann regelmäßiger Sport auch dazu führen, dass man Alltagssituationen besser meistern kann. Durch das Training wird es vielleicht doch möglich, den Weg bis zum Bäcker wieder selbst zu laufen. Oder man kann Treppenstufen besser bewältigen oder mehr Einkäufe nach Hause tragen als zuvor. Solche Momente sind es, die motivierend sind, sich regelmäßig zu weiteren Sportaktivitäten aufzuraffen.

Und man verliert immer mehr Angst, den einen oder anderen Weg vielleicht doch nicht zu schaffen. Körperliche Belastungen, die man in der Vergangenheit aufgrund der Erkrankung am liebsten gemieden hatte, werden vielleicht wieder möglich. Auch das Selbstvertrauen nimmt hierdurch deutlich zu.

Außerdem kann man durch Training einen unliebsamen Teufelskreis durchbrechen. Die krankheitsbedingten Reduzierungen körperlicher Belastungen führten in der Vergangenheit womöglich zu noch weniger Bewegung. Man traute sich nichts zu, und selbst das bisschen, was man noch machte, wurde auch noch weniger. Eine Spirale, die im Laufe der Zeit unweigerlich nach unten führt, wenn man hier nicht rechtzeitig eingreift.

Maßgeblich davon betroffen zeigt sich der Muskulaturabbau, der sich durch diese körperliche Schonung entwickelt, weiter voranschreitet und die noch verbleibenden Muskeln nicht mehr effektiv arbeiten lässt.

Auch das Herz-Kreislaufsystem leidet schließlich unter der körperlichen Inaktivität und lässt in seiner Leistung immer mehr nach. Fatalerweise verlieren auch die Knochen an Substanz, der Osteoporose ist in diesem Moment also Tür und Tor geöffnet.

Kein falscher Ehrgeiz

Wer bislang keinen Sport ausgeübt hat, sollte zunächst mit kleinen Schritten beginnen.

Aber egal, in welchem Ausmaß der Sport betrieben wird: Überfordern Sie sich nicht und vermeiden Sie falschen Ehrgeiz. Sport sollte für Sie niemals belastend wirken.

Dabei ist es wichtig, bereits eingetretene körperliche Beeinträchtigungen zu berücksichtigen.

Infolgedessen sollte die persönliche Leistungsfähigkeit angepasst werden, indem man sich an den eigenen Möglichkeiten orientiert. Durch regelmäßiges Training kann das Leistungsvermögen mit der Zeit häufig deutlich verbessert werden, was sich meistens durch eine spürbar gestiegene Ausdauer bemerkbar macht.

Damit das individuelle Leistungsvermögen beim Sport berücksichtigt wird und es weder zu einer körperlichen Unter- noch Überforderung kommt, ist es sinnvoll, sich fachliche Unterstützung geben zu lassen. In einigen Städten gibt es Sportgruppen, die sich auf bestimmte Krankheitsbilder spezialisiert haben. In diesen Gruppen trifft man auf Gleichgesinnte, die von vergleichbaren chronischen Erkrankungen betroffen sind. Auch sie müssen entsprechende Vorsichtsmaßnahmen ergreifen und können Sport nicht als Leistungssport ausüben.

In den Gruppen werden verschiedene Trainingsaktivitäten angeboten, die sehr abwechslungsreich sind und häufig Gymnastik, Beweglichkeitstraining, Krafttraining, Ausdauertraining und eine abschließende Entspannungsphase beinhalten. Wenn es das Wetter und auch der Pollenflugkalender zulassen, können auch Außenaktionen wie Walking oder Spazierengehen stattfinden.

Wenn Sie sich nicht einer speziellen Sportgruppe anschließen möchten, fragen Sie in Ihrem örtlichen Rehabilitations-Zentrum nach individuellen Trainingsangeboten.

Für welche Variante der Sportangebote Sie sich auch entscheiden – besprechen Sie Ihren Wunsch einer Sportteilnahme mit Ihrem behandelnden Arzt. Denn möglicherweise ist eine fachärztliche Untersuchung erforderlich, um Ihre Sporttauglichkeit bzw. Belastung festzustellen.

Welche Sportarten?

Bei der Polyneuropathie ist nicht jede Sportart gleich gut geeignet, sodass man sich im Vorfeld genau informieren sollte. Im Allgemeinen eignen sich Sportarten wie Ausdauer- und Krafttraining sowie Übungen, bei denen der Oberkörper trainiert wird. Auch Walken, Schwimmen, Radfahren und Rudern kann von den meisten Personen ausgeübt werden.

Hingegen sind diejenigen zu vermeiden, bei denen eine starke Fußbelastung und/oder Umknick-Gefahr besteht wie beim Joggen, Bergsteigen und Auf- und Abspringen. Auch Sportarten mit einem erhöhten Verletzungs- und Unfallrisiko sollten nicht ausgeübt werden, insbesondere, wenn diese für häufige Fußverletzungen bekannt sind.

Ein wesentlicher Aspekt ist bei jeder Sportart das richtige Schuhwerk, bei dem es darum geht, Druckstellen und Blasenbildungen zu vermeiden. Bevor man mit dem Sport beginnt, sollte man sich entsprechend beraten lassen. So ist eine genaue Inspektion der Füße durch den behandelnden Arzt sinnvoll. Auch Sport- und Schuhgeschäfte, die Laufanalysen anbieten, sind gute Anlaufstellen, um sich geeignetes Schuhwerk zu verschaffen. Wichtig für eine optimale Versorgung der Füße ist aber nicht allein der Schuh, sondern auch die Beschaffenheit von Strümpfen und eventuellen Einlagen sollten von Fachleuten inspiziert werden.

Walken und Spazierengehen

Bei der Polyneuropathie ist für viele Betroffene das Walken und Spazierengehen eine besonders geeignete Bewegungsform. Dass sich diese günstig auf den Krankheitsverlauf auswirkt, ist auch aus Studien bekannt. So wurde 2006 festgestellt, dass bei Probanden eine einstündige Wanderung vier Mal wöchentlich die Verschlechterung des Krankheitsbildes verlangsamen konnte.

Überhaupt verfügt kaum eine andere Bewegungsart über so viele Vorteile. Nicht nur die Tatsache, dass es nichts kostet und keine nennenswerte Vorbereitung vonnöten ist, sondern auch die völlige Ungebundenheit hinsichtlich des Wetters und der Tageszeit machen Walken und Spazierengehen zu einer besonders beliebten Bewegungsart. Schon direkt vor der Haustür kann es losgehen, wenn man sich mit einem Paar guter Laufschuhe und dem Wetter angepasster Kleidung ausgestattet hat.

Ob Walken oder Spazierengehen entscheidet sich durch die persönlichen Vorlieben, die Kondition und eventuelle körperliche Beeinträchtigungen. Wer sich zu untrainiert fühlt oder Schmerzen beim Walken fürchtet, sollte zunächst mit gemütlichem Spazierengehen beginnen. Während das Walken zügiger und temporeicher ist, geht es beim Spazierengehen gemächlicher zu.

In Bezug auf den Bewegungs-Rhythmus gibt es bis auf die stärkeren Armbewegungen beim Walken keine wesentlichen Unterschiede. Beide Bewegungsarten führen zu diversen gesundheitlichen Verbesserungen. Es werden nicht nur mehrere Muskelpartien, der Stoffwechsel und das Herz-Kreislauf-System gestärkt, sondern es kommt außerdem zu einer verbesserten Durchblutung und Sauerstoffversorgung.

Je länger man regelmäßig walkt oder spazieren geht, umso mehr kann man die Laufstrecken verlängern. Auch durch das gelegentliche Einbauen von hügeligen Strecken lässt sich ein guter Trainingseffekt erreichen.

Wer noch ganz am Anfang seines Trainings steht, sollte sich nicht zu viel zumuten, sondern mit kürzeren Laufeinheiten beginnen. Erst im Laufe der Zeit und mit zunehmender Erfahrung macht es Sinn, seine persönlichen Grenzen auszuloten. Das Motto sollte hier stets lauten: lieber täglich eine kurze Strecke als an wenigen Tagen eine lange Strecke. Schon tägliches 30-minütiges zügiges Gehen wirkt sich gesundheitsfördernd aus.

Auch wenn Spazierengehen für die meisten Polyneuropathie-Betroffenen eine machbare Bewegungsart ist, so gibt es dennoch einige Personen, die aufgrund starker Schmerzen oder anderer Beeinträchtigungen nur noch extrem kurze Strecken von weniger als hundert Metern laufen können.

Doch auch in diesen Situationen und auch wenn es noch so schwerfällt und mühsam ist, so ist das Laufen eine der wichtigsten Möglichkeiten, sich körperlich zu betätigen. Wenn der Radius sehr klein geworden ist, sollte man nach Alternativen Ausschau halten wie beispielsweise ein Rundgang durch den eigenen Garten mit entsprechenden Sitzmöglichkeiten und Geländern zum Festhalten. Alternativ ist ein stabiler Rollator mit einer guten Sitzfläche eine Möglichkeit, zumindest noch kurze Strecken bewältigen zu können. Wer rastet, der rostet immer mehr, das spürt jeder Polyneuropathie-Betroffene sehr schnell, sobald er sich zu wenig bewegt.

Radfahren

Wenn es um die Schonung und Entlastung der Füße geht, so zählt Radfahren zu den besonders gut geeigneten Sportarten bei der Polyneuropathie. Aber auch andere Aspekte, die Radfahren mit sich bringt, sind hier von Vorteil, insbesondere betrifft dies das Ausdauertraining und die Entlastung der Gelenke, indem das Körpergewicht hauptsächlich auf Lenker und Sattel lastet.

Auch das Ankurbeln des Fettstoffwechsels ist von großem Wert. Indem Radfahren als ein idealer Fatburner wirkt, kann übergewichtigen Personen zur Gewichtsabnahme verholfen werden.

Radfahren kann außerdem sehr einfach in den Alltag eingebaut werden, denn kurze Wege lassen sich gut mit dem Fahrrad zurücklegen.

Wer nicht über ausreichende Kondition verfügt oder in einer sehr hügeligen Umgebung wohnt, kann sich alternativ zum herkömmlichen Fahrrad ein Elektrofahrrad zulegen. Dieses mit einem Elektromotor angetriebene Fahrrad hat den Vorteil, dass man bei Bedarf den Motor ein- oder ausschaltet. Gerade für Menschen, die bislang wenig Fahrrad gefahren sind oder die sich nicht trauen, Strecken mit Steigungen zu fahren, ist dieses neuartige Fahrrad von großem Vorteil.

Krafttraining

Krafttraining ist heutzutage ein wichtiger Bestandteil der Polyneuropathie-Behandlung und wird ergänzend zu anderen Therapien herangezogen.

Ziel des Krafttrainings ist es, die Beweglichkeit und Mobilität zu erhalten oder zu verbessern. Je nach körperlicher Beeinträchtigung geht es beim Krafttraining auch um eine Verbesserung des Geh- und Stehvermögens, denn dies ist insbesondere bei einer fortgeschrittenen Polyneuropathie für viele Patienten eine große Unsicherheit. Ohne Geländer ist Treppenlaufen dann oft nicht mehr möglich, sogar Gehsteigkanten werden zu Angstschwellen und Unsicherheitsfaktoren.

Der Umfang des Krafttrainings ist vom Gesundheitszustand und der individuellen Konstitution abhängig. Um Trainingsfehler zu vermeiden, sollte man die Auswahl und Anleitung der Übungen einem Fitnesstrainer oder Physiotherapeuten überlassen.

Training zuhause

Eine sehr empfehlenswerte Ergänzung zu den anderweitigen Bewegungsarten ist das Training in den eigenen vier Wänden.

Dies ermöglicht ein wetter- und zeitunabhängiges Training, sodass man ganz nach seiner persönlichen Verfassung ohne großen Aufwand eine Trainingseinheit einlegen kann. Gerade für Personen, bei denen die Erkrankung den Tagesablauf nie genau im Voraus vorausplanen lässt, ist so eine flexible Trainingsmöglichkeit von großem Wert.

Wie man sich das heimische Trainingszimmer einrichtet, kommt ganz auf die persönlichen Umstände an. Wie viel Platz steht zur Verfügung, welche Trainingsarten kommen in Frage und wie groß ist das finanzielle Budget?

Um hier keine Missverständnisse aufkommen zu lassen – ein heimischer Trainings-Parcours lässt sich schon mit sehr einfachen Mitteln und auch auf kleinerem Raum einrichten. Je nach Übungen ist es zwar wichtig, dass man ausreichend Platz für die Bewegungen hat und nirgendwo anstößt. Aber wenn man ohne Hindernis die Arme und Beine ausstrecken kann, dann ist schon eine wichtige Voraussetzung gegeben.

Mit ein bisschen Kreativität kann auch in der kleinsten Wohnung ein abwechslungsreicher Trainings-Parcours entstehen. So können zahlreiche gymnastische Übungen auf einem Stuhl, Bett oder Tisch erfolgen. Auch mithilfe von Türrahmen und Wände kann trainiert werden. Orientieren Sie sich an Übungen, die Ihnen bereits bekannt sind, und die sich an Ihre Bedingungen anpassen lassen.

Idealerweise führen Sie gymnastische Übungen vor einem Spiegel aus. Hier kann man die eigenen Bewegungen besser kontrollieren und ein verbessertes Körpergefühl entwickeln. Ruckartige Bewegungen sollte man vermeiden und sich stattdessen langsam und fließend bewegen. Dies reduziert das Risiko für Überdehnungen und Zerrungen. Schmerzen sollten grundsätzlich vermieden werden. Treten sie dennoch auf, ist die Übung zu beenden. Überhaupt sollte man sich einen flexiblen Trainingsplan erarbeiten. Es geht nicht darum, sich durch unliebsame Übungen zu quälen, sondern wichtig ist hier unbedingt auch, „Spaß an der Sache" zu haben.

Diesen erreicht man auch durch ein möglichst abwechslungsreiches Training. Einige Anregungen dazu finden Sie im nachfolgenden Kapitel „***Übungen zum Nachmachen***".

Wenn es der räumliche Platz und der im Portemonnaie zulassen, kann ein Trainings-Parcours mit Fitnessgeräten für den Hausgebrauch ergänzt werden. Die Auswahl derartiger Geräte ist heutzutage enorm groß, sodass man sich nicht mehr auf das altbekannte und oft als langweilig empfundene Fitnessfahrrad beschränken muss.

Alternativ zum Indoor-Fitnessbereich bietet sich auch eine Fitnessecke im eigenen Garten an. Hier ist man an der frischen Luft, was zu einer verbesserten Sauerstoffversorgung führt.

Schwimmen

Schwimmen gehört bei der Polyneuropathie zu den besonders empfehlenswerten Sportarten. Indem der Körper durch den Auftrieb des Wassers nur 10 % des ursprünglichen Gewichts wiegt und somit fast schwerelos durchs Wasser gleiten kann, kommt es zu einer enormen Entlastung bestimmter Körperbereiche. Dies hat zur Folge, dass viele Bewegungen viel müheloser durchführbar sind.

Insbesondere die Entlastung der Füße und Beine bedeutet für viele Polyneuropathie-Patienten eine spürbare Erleichterung. So können sie sich im Wasser viel schmerzfreier bewegen als im Trockenen. Fachleute ziehen bei der Polyneuropathie das Schwimmen sogar anderen Sportarten vor.

Übungen zum Nachmachen

In diesem Kapitel erhalten Sie einige Übungsvorschläge. Die hier vorgeschlagenen Übungen erfordern keine besonderen Vorkenntnisse oder Konditionen. Sie sind einfach in ihrer Durchführung, haben aber dennoch einen hohen Nutzen.

Bei Unsicherheiten, ob die eine oder andere Übung für die persönliche Situation angebracht ist, sollte gegebenenfalls eine Rücksprache mit dem behandelnden Therapeuten erfolgen. Denn so sinnvoll diese Übungen bei dem einen sind, so kontraproduktiv können sie für den anderen sein.

Wie beim Sport, so ist auch bei diesen gymnastischen Übungen und Massageanwendungen immer zu bedenken, dass die persönlichen Befindlichkeiten zu berücksichtigen sind.

Bevor Sie starten, machen Sie sich mit der Übungsanleitung vertraut. Lesen Sie diese erst durch und führen Sie sie anschließend im Zeitlupentempo durch. So erkennen Sie am besten, ob Sie die Anleitung verstanden haben und was während der Anwendung passiert. Durch das Wiederholen der Übungen werden diese vertrauter und flüssiger im Ablauf.

Beginnen Sie das Training gemächlich mit bis zu 3 Übungen täglich. Wichtiger als übertriebener Ehrgeiz ist die Regelmäßigkeit. So sind tägliche Übungen effektiver als intensives einmaliges Training pro Woche.

FINGER UND HÄNDE

Fingerspitzenübung für die Hände

Berühren Sie die Fingerspitze des Daumens 2x mit der Fingerspitze des Zeigefingers. Anschließend berühren Sie die Daumenspitze jeweils 2x mit dem Mittelfinger, dem Ringfinger und dem kleinen Finger. Wiederholen Sie diese Übung 5x, danach mit der anderen Hand.

Fingermassage

Legen Sie die linke Hand auf einen Oberschenkel und umfassen Sie mit der rechten Hand den kleinen Finger der linken Hand. Streichen Sie den kleinen

Finger linienförmig von innen nach außen. Wiederholen Sie dies 10x, danach mit den weiteren Fingern einschließlich des Daumens.

Wechseln Sie die Seiten und führen Sie die Übung mit der linken Hand an der rechten Hand durch.

Tennisballübung für die Hände

Umfassen Sie mit einer Hand einen Tennisball und drücken Sie ihn mehrmals fest. Wechseln Sie zwischendurch die Handseiten und wiederholen Sie diese Übung mehrmals am Tag.

ARME UND SCHULTERN

Armmassage

Legen Sie die rechte Handinnenfläche auf das linke Handgelenk und streichen Sie den Arm bis zur Schulter. Drücken Sie die Handfläche fester auf, je näher Sie an den Schulterbereich gelangen.

Wiederholen Sie diese Übung 10x und wechseln Sie dann die Seite.

Terraband-Übung für die Schultern

Machen Sie aus der stehenden Position mit dem rechten Bein einen Ausfallschritt nach vorn. Stellen Sie dabei den Fuß auf das Terraband und lagern Sie ihr Körpergewicht auf das Vorderbein. Ziehen Sie gleichzeitig die beiden Enden des Bandes mit den Händen nach oben. Strecken Sie dabei die Arme seitlich neben dem Körper.

Wiederholen Sie diese Übung 15x, anschließend nochmals mit dem linken Bein.

FÜSSE UND BEINE

Fußbeugen

Setzen Sie sich auf einen Stuhl, und strecken Sie ein Bein aus, bis das Knie gerade ist. Beugen Sie den Fuß 5x, anschließend drehen Sie ihn 5x im Uhrzeigersinn, danach 5x entgegen des Uhrzeigersinns. Wiederholen Sie diese Übung 3x, dann machen Sie die Übung mit dem anderen Bein.

Fußmassage mit der Hand

Setzen Sie sich bequem auf einen Stuhl, legen Sie den linken Fuß auf das rechte Knie. Massieren Sie die Fußsohle mit dem Daumen in gleichmäßigen Kreisbewegungen. Beginnen Sie mit dem großen Zeh, von dort aus bis zum kleinen Zeh und dann weiter bis zur Ferse.

Anschließend die Massage mit der Faust wiederholen, dabei insbesondere die Wölbung der Fußunterseite massieren. Wichtig ist, dass der Druck nicht zu stark ausgeübt wird.

Wiederholen Sie die Übung 2 x, dann die Seiten wechseln.

Fußtraining mit Tennisball

Stellen Sie sich an eine Wand und stützen Sie sich daran mit einer Hand ab. Platzieren Sie einen Tennisball unter den linken Fuß und verlagern Sie Ihr Körpergewicht langsam darauf. Sobald der Ball fest gegen die Fußsohle drückt, rollen Sie ihn vorsichtig zur Ferse, zur Mitte und zu den Zehen. Rollen Sie den Ball ca. 2 Minuten lang hin und her, dann wiederholen Sie die Übung mit dem rechten Fuß.

Fersenübung

Legen Sie sich bequem auf den Rücken und winkeln Sie beide Beine an, sodass die Fußsohlen auf dem Boden stehen. Ziehen Sie die Fußspitzen abwechselnd nach oben, sodass die Füße auf den Fersen stehen.

Machen Sie diese Übung ca. 5 Minuten.

Diese Übung eignet sich sehr gut frühmorgens nach dem Aufstehen oder nach einem Mittagsschlaf.

Igelball zwischen den Füßen

Setzen Sie sich in eine bequeme Position und legen Sie einen Igelball zwischen beide Fußsohlen. Rollen Sie den Ball zwischen den Füßen hin und her.

Diese Übung kann auch in liegender Position durchgeführt werden.

Öl-Fußmassage am Abend

Bevor Sie schlafen gehen, massieren Sie die Fußsohlen mit kreisenden Bewegungen und Lavendelöl. Damit das Öl nicht die Bettwäsche beschmutzt, ziehen Sie Baumwollsocken an. Die Massage sorgt nicht nur für warme und durchblutete Füße, sondern hilft auch bei der Beseitigung von rauen Hautstellen an den Fersen.

Zehenspitzenübung

Stellen Sie sich aus einer stehenden Position heraus auf die Zehenspitzen und wieder zurück auf die Fersen. Wiederholen Sie diese Übung 10x.

Wassertreten

Legen Sie in Ihre Badewanne oder Duschtasse eine rutschfeste Matte ein, schließen Sie den Abfluss und lassen Sie nach Bedarf Wasser ein. Das Wasser sollte mindestens bis zum Knöchel reichen.

Stellen Sie sich in das Wasser und treten Sie auf der Stelle.

Achten Sie bei dieser Übung auf entsprechende Sicherheitsaspekte! Wichtig ist nicht nur ein rutschfester Untergrund, sondern auch ein Haltegriff, an dem man sich während des Wassertretens festhalten kann.

Alternativ zur Dusch- oder Badewanne kann diese Übung auch mit einer Plastikschüssel durchgeführt werden. Wer sich nicht sicher genug auf den Beinen fühlt oder keine passende Möglichkeit im Badezimmer hat, sollte andere Übungen bevorzugen.

Beinpendeln

Stellen Sie sich auf einen kleinen Hocker, heben Sie ein Bein an und pendeln Sie dieses hin und her. Wechseln Sie mit dem anderen Bein ab. Wiederholen Sie diese Übung mehrere Male.

Barfußparcours

Durch das Laufen auf unterschiedlichem Untergrund wird die Sensibilität der Füße angesprochen. Mit einfachen Mitteln lässt sich Zuhause ein kleiner Parcours herrichten, den man regelmäßig barfuß durchläuft.

Hierzu eignen sich Fußmatten und Teppichstücke aus unterschiedlichen Materialien wie z. B. aus Teppich, Gummi, Bast, Schaumstoff oder Kork. Der Fantasie sind hier keine Grenzen gesetzt, solange die Materialien keine Verletzungsrisiken für die Füße darstellen.

Gegenstände aufheben

Verteilen Sie verschiedene Gegenstände (z. B. Radiergummi, Stift, Waschlappen, zerknüllte Zeitung, Plastiktüte) in unmittelbarer Nähe eines Stuhls. Nehmen Sie bequem Platz auf dem Stuhl, ziehen Sie Schuhe und Strümpfe aus, und heben Sie mit den Zehen die Gegenstände auf.

ARME UND BEINE

Treppenübung

Stellen Sie sich vor die unterste Treppenstufe und machen Sie mit einem Bein einen Ausfallschritt. Kippen Sie dabei das Becken nach vorne. Bleiben Sie ca. 20 Sekunden in dieser Körperhaltung, und wiederholen Sie die Übung mit dem anderen Bein.

Machen Sie diese Übung pro Seite 5x.

Warme Arm- und Beinmassage mit Reissocken

Befüllen Sie eine dicke Socke dreiviertel mit ungekochtem Reis. Binden Sie die Socke fest zu und erhitzen Sie sie ca. 2 Minuten in der Mikrowelle.

Streichen Sie mit der warmen Socke die Arme und Beine. Die Wärme sollte Linderung bringen und nicht als unangenehm empfunden werden. Beenden Sie die Massage, sobald die Socke nicht mehr warm ist.

Die Reissocke ist für mehrfache Anwendungen geeignet.

Beindehnen

Stellen Sie sich vor einen Stuhl und legen Sie das linke Bein auf die Sitzfläche. Beugen Sie sich mit dem geraden Oberkörper nach vorne und bleiben Sie ca. 20 Sekunden in dieser Körperhaltung. Wiederholen Sie die Übung mit dem rechten Bein.

Machen Sie diese Übung pro Seite 5x.

GANZER KÖRPER

Verspannungen lösen

Begeben Sie sich in eine bequeme Rückenlage. Während Sie sich vorstellen, dass Ihr Körper während des Einatmens anspannt und beim Ausatmen entspannt, gehen Sie nach und nach alle Körperregionen durch.

Von unten nach oben also erst anspannen und danach entspannen: Füße, Beine, Oberschenkel, Hüften, Bauch, der untere Rücken, die Schultern, Oberarme, Unterarme und Hände.

Wiederholen Sie diese Übung 10x.

Wandübung

Stellen Sie sich mit geradem Rücken und aufrechtem Kopf an eine Wand. Strecken Sie die Arme nach vorne und heben Sie abwechselnd das linke und rechte Bein bis auf die Höhe der ausgestreckten Arme. Achten Sie auf die durchgestreckte Haltung der Beine.

Wiederholen Sie die Übung 10x, anschließend mit dem anderen Bein.

Training der Brustwirbelsäule

Begeben Sie sich in Bauchlage und strecken Sie beide Arme nach vorn. Während dieser Streckung biegen Sie den Oberkörper rückwärts, sodass sich dieser vom Boden löst. Wiederholen Sie diese Übung 10x.

Seilübung

Legen Sie sich ein Seil gerade ausgerichtet auf den Fußboden. Balancieren Sie auf dem Seil entlang und wiederholen Sie diese Übung mit geschlossenen Augen. Nehmen Sie die Arme zur Hilfe, um das Gleichgewicht sicher zu halten.

Wiederholen Sie diese Übung mehrere Male und führen Sie diese anschließend rückwärts durch. Dabei bleibt der Kopf weiterhin nach vorne ausgerichtet.

Als Steigerung können Sie diese Übung auf Zehenspitzen durchführen. Zuerst mit geöffneten Augen, anschließend mit geschlossenen Augen.

Wer sich diese Übung mit geschlossenen Augen nicht zutraut, wiederholt sie entsprechend oft mit geöffneten Augen oder nimmt eine Person als Begleitung hinzu.

Mit Ernährung den Krankheitsverlauf beeinflussen

Ernährung ist ein Aspekt, der bei vielen Krankheitsgeschehen einen großen Einfluss hat, und zwar im positiven und negativen Sinne. Während sich eine nährstoffarme und zuckerreiche Ernährungsweise ungünstig auf die Gesundheit auswirken kann, lässt sich mit einer nährstoffreichen Ernährung die Gesundheit positiv beeinflussen, und zwar sogar dann, wenn bereits bestehende körperliche Beeinträchtigungen vorhanden sind.

Ganz besonders trifft dies auf die beiden hauptsächlichen Personengruppen zu, die von einer Polyneuropathie betroffen sind, nämlich Alkoholiker und Diabetiker. Bei beiden liegt es in der Natur der Sache, dass sie ihre gesamte gesundheitliche Situation durch eine angepasste Ernährungsweise maßgeblich beeinflussen können. Während Diabetikern dringend anzuraten ist, ihre Ernährung hinsichtlich eines ausgeglichenen Blutzuckerspiegels auszuwählen, wird Alkoholikern zum strikten Alkoholverzicht geraten.

Darüber hinaus ist es für alle Personen mit Polyneuropathie unabhängig von deren Ursache wichtig, auf eine nährstoffreiche Ernährungsweise zu achten. Denn mit ihrer Hilfe ist es möglich, nicht nur das Krankheitsgeschehen im Allgemeinen günstig zu beeinflussen, sondern auch das neuropathische Schmerzempfinden.

Hierbei kommt insbesondere den nervenunterstützenden Nährstoffen eine wichtige Bedeutung zu, vorrangig sind dies die Vitamine B1, B2, B3, B5, B6 und B12. Außerdem wirken sich diverse Aminosäuren positiv auf die Nervengesundheit aus, indem diese für die Produktion von Nervenbotenstoffen benötigt werden.

Da bei vielen Polyneuropathie-Patienten die Erkrankung mit einem Antioxidantien-Mangel einhergeht, ist auch diesbezüglich eine ausreichende Versorgung anzustreben. Ein Antioxidantien-Mangel hat zur Folge, dass zu viele freie Radikale vorhanden sind, diese jedoch bergen die große Gefahr, dass sie zu Schädigungen der Blutgefäße führen, die für die Versorgung der Nerven erforderlich sind. Infolgedessen schreiten die bereits vorhandenen Nervenschädigungen weiter voran, sodass die Polyneuropathie einen noch ungünstigeren Krankheitsverlauf entwickelt.

Diesem Prozess kann man gezielt entgegenwirken, indem den freien Radikalen entsprechende Gegenspieler in Form von Antioxidantien „aufs Spielfeld" gesetzt werden. Auch hier kommt der Ernährungsweise eine wichtige Bedeutung zu, denn viele dieser benötigten Antioxidantien sind in Obst, Gemüse und bestimmten Pflanzenölen enthalten. Je frischer das Obst und Gemüse verzehrt wird, umso höher ist der Gehalt an hochwertigen Nährstoffen.

Um eine entsprechend nahrhafte und individuell passende Ernährungsweise zusammenzustellen, sollte man sich unbedingt eingehender mit diesem Themenkomplex beschäftigen. Dies gelingt nicht immer in Eigenregie, sondern führt leicht zu Überforderung und Frustration. Das ist nachvollziehbar, denn wenn wer sich bislang noch nicht mit Ernährungsthemen auseinandergesetzt hat, kann logischerweise nicht unterscheiden, welche Nahrungsmittel das Krankheitsgeschehen positiv oder negativ beeinflussen.

Hier sind weitere Literatur und gegebenenfalls auch eine professionelle Ernährungsberatung unverzichtbar. Wenn Sie sich eingehender mit dieser Thematik beschäftigen möchten, lesen Sie mein Buch ***„Die richtige Ernährung bei Polyneuropathie: 170 leckere Koch- und Backrezepte für jeden Anlass", ISBN 978-3-942179-26-3, erschienen im Rainer Bloch Verlag.*** Die in diesem Buch vorgestellten Rezepte enthalten viele natürliche Zutaten mit nervenunterstützenden Substanzen wie Antioxidantien und B-Vitaminen.

Was Sie selbst tun können

Bei einer so schwerwiegenden Erkrankung wie der Polyneuropathie stellt sich immer wieder die Frage: „Was kann man selbst dazu beitragen, dass man gesünder wird?" Je nach Ursache der Polyneuropathie, und abhängig von der Schwere der Erkrankung, gibt es mehrere Möglichkeiten, den Prozess günstig zu beeinflussen und den Umgang mit der Krankheit zu erleichtern.

Nachfolgend erhalten Sie einige Anregungen:

- Nehmen Sie regelmäßige laborchemische und klinische Kontrolluntersuchungen wahr, um die Entwicklung der Erkrankung zu beobachten und gegebenenfalls medikamentöse oder physiotherapeutische Korrekturen vornehmen zu können.

- Nehmen Sie Ihre Medikamente regelmäßig und so, wie es Ihr behandelnder Arzt verordnet hat. Verändern Sie weder die Einnahmezeit noch die Dosierung eigenmächtig.

- Informieren Sie Ihre Familienangehören, Freunde und Arbeitskollegen über Ihre Polyneuropathie, damit diese Ihre gesundheitliche Situation verstehen und Ihnen gegebenenfalls behilflich sein können.
- Tragen Sie durch eine gesundheitsförderliche Lebensweise dazu bei, dass sich Ihr Körper regenerieren kann. Hierzu gehört neben der gesunden vitalstoffreichen Ernährung eine Stressreduzierung und der

Verzicht oder die Einschränkung von Alkohol und Zigaretten. Ein kompletter Verzicht auf Drogen sollte bei einer Polyneuropathie selbstverständlich sein.

- Informieren Sie Ihren Arzt, sobald neue Symptome auftreten.

- Tragen Sie einen SOS-Anhänger an Ihrer Halskette, der wichtige medizinische Informationen über Sie enthält. Somit kann sich ein herbeigerufener medizinischer Notdienst sehr schnell ein Bild über Ihre gesundheitliche Situation machen und Ihnen schnell eine angemessene Behandlung zuteilwerden lassen. Das Risiko, falsch behandelt zu werden, können Sie hierdurch reduzieren.

- Beobachten Sie Ihren Körper sorgfältig und regelmäßig. Achten Sie insbesondere auf Druckstellen oder Verletzungen an den Füßen. Da Diabetiker diese Veränderungen oftmals sehr spät spüren, besteht die Gefahr, dass die eingetretenen Schäden zu spät behandelt werden.

- Wenn Sie aufgrund der Polyneuropathie nicht mehr selbst Autofahren können, informieren Sie sich über Fahrmöglichkeiten, die Ihnen die bestmögliche Mobilität zurückgibt. Sprechen Sie auch Ihre Bekannten und Nachbarn an und bitten Sie sie um regelmäßige Mitfahrgelegenheiten.

- Massieren Sie sich an den für Sie selbst erreichbaren Körperstellen wie den Füßen und Beinen. Oder nehmen Sie professionelle Massagen in Anspruch, denn Massagen können nicht nur zu einer vorübergehenden Schmerzlinderung, sondern auch zu einer verbesserten Durchblutung führen.

- Wenn Ihre Erkrankung so stark ausgeprägt ist, dass Sie einer Berufstätigkeit außer Haus nicht mehr nachgehen können, bemühen Sie sich um einen Job, den Sie von Zuhause aus ausüben können. Dank der technischen Möglichkeiten wie Internet ist es heutzutage in vielen Branchen möglich, vom „Home Office" aus zu arbeiten. Eine berufliche Aufgabe gibt Ihnen nicht nur eine tägliche Struktur, sondern auch mehr Selbstbewusstsein, finanzielle Unabhängigkeit und Selbstvertrauen.

- Versuchen Sie, trotz Ihrer Krankheit das Beste aus Ihrem Leben zu machen. Passen Sie Ihre Lebensweise der Krankheit an, aber lassen Sie Ihr Leben nicht von ihr regieren.

- Wenn Ihre Polyneuropathie aufgrund von Diabetes entstanden ist, sorgen Sie für eine gute Einstellung und regelmäßige Selbstkontrolle Ihres Blutzuckers. Halten Sie sich an die Diätanweisungen und betreiben

Sie entsprechend Ihrer körperlichen Möglichkeiten regelmäßig Sport. Beobachten Sie intensiv Veränderungen Ihrer Füße und sorgen Sie für eine regelmäßige medizinische Fußpflege.

- Nehmen Sie Kontakt auf zu Gleichgesinnten. Denn eines ist sicher: Niemand wird Sie so gut verstehen wie jemand, der in einer Situation steckt, die Ihrer ganz ähnlich ist.

- Wenn Sie mit Ihrem behandelnden Arzt nicht richtig zufrieden sind, suchen Sie so lange, bis Sie jemanden gefunden haben, bei dem Sie sich gut aufgehoben fühlen.

- Achten Sie auf schlecht heilende Wunden und teilen Sie Ihrem behandelnden Arzt frühzeitig mit, sobald Ihnen derartiges auffällt.

- Beobachten Sie Ihren Körper und seine Reaktionen sehr sorgfältig. Dies wird Ihnen dabei helfen, geeignete Maßnahmen zu finden, die Sie als besonders effektiv wahrnehmen wie z. B. eine bestimmte Massage.

- Wenn Sie Medikamente wie starke Schmerzmittel einnehmen, achten Sie im Straßenverkehr und beim Bedienen von Maschinen auf Ihr Reaktionsvermögen. Denn durch zahlreiche Medikamente kommt es zu einer reduzierten Reaktionsfähigkeit.

- Bei vielen Betroffenen kommt es zu einer Symptomverbesserung, wenn sie sich auf eine Aktivität einlassen, die eine starke geistige Konzentration erfordert wie beispielsweise Computerarbeit, Malen, Kreuzworträtsel oder Videospiele.

- Bei einer alkoholbedingten Polyneuropathie ist Ihre Mithilfe für den Behandlungserfolg von ganz besonders entscheidender Bedeutung. Denn nur eine konsequente Alkoholabstinenz kann Sie vor einem Fortschreiten der Polyneuropathie bewahren.

- Soweit es Ihr gesundheitlicher Zustand zulässt, sollten Sie für regelmäßige Bewegung sorgen, ganz nach dem Motto: „Wer rastet, der rostet".

- Wenn Sie aufgrund der Polyneuropathie unter einer starken Gangunsicherheit leiden, kümmern Sie sich rechtzeitig um eine Gehhilfe (Stock, Rollator) und zögern Sie die Anschaffung nicht aufgrund falscher Eitelkeit hinaus nach dem Motto: „Was sollen denn die Leute denken?" Denken Sie lieber daran, dass es um IHRE Gesundheit geht, und wenn Sie aufgrund von falscher Eitelkeit stürzen, ist es Ihr Bein, das Sie womöglich wochenlang im Krankenhaus auskurieren müssen.

- Bei Gangunsicherheiten sollten Sie rechtzeitig alle Stolperfallen in Ihrem Wohnbereich beseitigen.

- Sorgen Sie für bequeme und sichere Schuhe. Kaufen Sie neue Schuhe am besten abends, weil die Füße dann in der Regel dicker sind als morgens.

- Da es durch die Polyneuropathie zu einer Beeinträchtigung des Temperaturempfindens kommen kann, waschen Sie sich am besten mit lauwarmem Wasser anstatt mit heißem oder kalten. So können Sie Verbrühungen oder Erfrierungen am besten verhindern.

- Wie auch immer Ihre Polyneuropathie entstanden ist – eine gesunde Ernährung mit einer umfassenden Versorgung mit Nährstoffen (Vitamine, Mineralien) ist für alle Betroffenen gleichermaßen eine ganz wichtige Basis. Ihre Mahlzeiten sollten überwiegend aus Obst, Gemüse und fettarmen Fisch- und Fleischprodukten bestehen.

- Meiden Sie Umgebungen, in denen Sie sich unnötig mit Schadstoffen belasten, insbesondere, wenn Ihre Polyneuropathie aufgrund einer toxischen Belastung entstanden ist. Dies beinhaltet nicht nur ein Wohnumfeld, welches möglichst weit entfernt ist von der nächsten Autobahn, stark befahrenen Straßen, Flughafen, Krematorium oder einer Müllverbrennungsanlage, sondern auch amalgam- und palladiumfreie Zähne und schadstofffreie Lebensmittel.

- Hören Sie mit dem Rauchen auf, denn durch die in Zigaretten enthaltenen Schadstoffe schädigen Sie Ihren Körper auf vielfältige Weise. Insbesondere die Durchblutung kann stark beeinträchtigt werden und somit die Gefahr von Fuß- und Beinproblemen verschärfen. Denken Sie an dieser Stelle an das Raucherbein, das in Kombination mit einer Polyneuropathie zu gravierenden gesundheitlichen Beeinträchtigungen führen kann.

Folgen und Prognose der Polyneuropathie

Wenn man von einer schwerwiegenden Erkrankung betroffen ist, will man selbstverständlich mehr darüber wissen, wie die Zukunftsaussichten sind und sich das Krankheitsbild weiterentwickeln kann.

Ist die Krankheit heilbar? Welche bleibenden Schäden sind zu erwarten? Oder ist mit einer weiteren kontinuierlichen Verschlechterung zu rechnen? Während man bei einigen chronischen Krankheiten einen relativ zuverlässigen Krankheitsverlauf vor Augen hat, gilt dies bei einer Polyneuropathie hingegen nicht.

Denn so unterschiedlich die Krankheit auftritt, so verschieden ist auch ihr individueller Verlauf. Je nach zugrundeliegender Erkrankung, Therapie und Mitarbeit des Patienten können die Folgen von nur vorübergehenden Problemen und Einschränkungen bis hin zu fast vollständiger Pflegebedürftigkeit reichen. Da durch die Polyneuropathie schwerwiegende Schädigungen der Nervenzellen mitunter auch an Organen entstehen können, ist es nicht möglich, eine allgemeine Prognose abzugeben, die für die meisten Betroffenen zutreffen würde. Eine Prognose kann bei einer Polyneuropathie immer nur für jeden einzelnen Patienten individuell erstellt werden. Und selbst das gestaltet sich manchmal so, als würde man einen Blick in eine Glaskugel werfen.

Da Polyneuropathien häufig durch eine Grunderkrankung als sogenannte Folgeerkrankung (Sekundärerkrankung) in Erscheinung treten, ist die Prognose für eine heilende Therapie sehr stark abhängig von den Möglichkeiten, die Grunderkrankung komplett zu heilen. Ist das der Fall, kann sich die Polyneuropathie vollständig zurückbilden.

Bei erworbenen Formen der Erkrankung, also bei solchen Formen, die als Folge einer anderen Erkrankung auftreten, kann man durchaus von einem positiven Verlauf der Erkrankung ausgehen, sofern die Schädigung der Nerven rechtzeitig erkannt und behandelt wird. Ausschlaggebend ist hier natürlich auch die Behandlung der eigentlich zugrundeliegenden Erkrankung, beispielsweise einer Diabetes oder einer Alkoholkrankheit.

Bei der alkoholischen Polyneuropathie hängen der weitere Verlauf und die Folgen vom Verhalten der jeweiligen Betroffenen ab. So kann der Verlauf durchaus positiv ausfallen, insofern der Betroffene Alkohol meidet. Gelingt ihm dies nicht, ist ein negativer Verlauf in der Regel nicht mehr abzuwenden.

Gute Ergebnisse zeigen sich z. B. bei der Behandlung einer Polyneuropathie, die durch den Erreger der Borreliose verursacht wird, vorausgesetzt, die

Infektion wird frühzeitig erkannt und behandelt. Falls nicht, kann es zu einem sehr langwierigen Krankheitsverlauf kommen.
Kann man den Erreger, das Bakterium mit dem Namen Borrelia, durch die Einnahme von Antibiotika (z. B. Doxycyclin) erfolgreich bekämpfen, bildet sich auch die Polyneuropathie im Anschluss häufig vollständig zurück.

Grundsätzlich gilt für alle Formen der Polyneuropathie: Je frühzeitiger die Erkrankung diagnostiziert und behandelt wird, desto positiver kann der Verlauf beeinflusst werden. Denn bei der Polyneuropathie gilt: Wird sie rechtzeitig im Anfangsstadium diagnostiziert, kann man frühzeitig mit einer entsprechenden Therapie gegensteuern. Oftmals ist auch die Chance auf eine komplette Ausheilung, also auf eine vollständige Rückbildung der Polyneuropathie, gegeben. Dies ist dann möglich, wenn die Nerven nicht irreparabel geschädigt wurden.

Im Umkehrschluss bedeutet dies jedoch: Je länger eine Polyneuropathie unbehandelt bleibt, umso mehr muss mit gravierenden Folgen gerechnet werden. Deshalb empfiehlt sich, bereits bei den ersten Anzeichen wie Kribbeln, Taubheitsgefühlen oder auch Brennen unter den Fußsohlen einen Arzt aufzusuchen. Dies gilt besonders dann, wenn man Diabetiker oder Alkoholiker ist und ohnehin ein höheres Erkrankungsrisiko trägt.

Das große Problem ist immer, dass sich eine Polyneuropathie in der Regel schleichend ankündigt, die eigentliche Ursache unerkannt bleibt oder die anfänglich auftretenden Symptome nicht erkannt werden. Erschwerend kommt hinzu, dass die anfangs auftretenden Symptome nicht sehr ernst genommen werden. Denn wer geht schon wegen „ein bisschen Ameisenlaufen" oder Kribbeln in den Beinen zum Arzt?

In vielen Fällen wird die Polyneuropathie somit erst sehr spät festgestellt und erfährt dann leider eine zeitverzögerte Therapie. Wenn sich die Krankheit kontinuierlich weiterentwickelt und es zu einer stetigen Schädigung weiterer Nerven kommt, werden im Laufe der Zeit diverse Hilfsmittel notwendig, um die Lebensqualität zu erhalten oder zu verbessern.

Was anfangs möglicherweise mit dem Tragen einer Beinschiene beginnt, kann im Laufe der Zeit dazu führen, dass ein Gehstock, ein Rollator und später sogar ein Rollstuhl erforderlich werden. Und im ungünstigsten Fall kann eine Polyneuropathie zur Pflegebedürftigkeit führen. Dies sollte sich jeder ernsthaft vor Augen führen, der soeben seine Polyneuropathie-Diagnose erhalten hat. Denn wie mehrfach in diesem Buch erwähnt, kann in einigen Fällen durch das eigene Verhalten und Mitarbeiten ein wesentlicher Beitrag dazu geleistet werden, den Krankheitsverlauf zu verlangsamen, zu stoppen oder sogar rückgängig zu machen.

Prävention der Polyneuropathie

Wenn man bedenkt, zu welch gravierenden Krankheitsverläufen eine Polyneuropathie führen kann, ist es allzu verständlich, wenn man nach Vorbeugungsmaßnahmen Ausschau hält, die eine Polyneuropathie möglichst verhindern.

Zwar kann man einige Dinge tun, um das Risiko der Erkrankung zu reduzieren, aber nicht immer kann man ihr vorbeugen. Dies gilt insbesondere bei den Polyneuropathien, bei denen der Krankheitsauslöser unbekannt ist.

Vergleichsweise einfacher lässt sich eine Vorbeugung realisieren, wenn man Diabetiker oder Alkoholiker ist und somit der größten Risikogruppe angehört, die an Polyneuropathie erkrankt.

Für sie gilt es ganz besonders, dass sie auf erste Anzeichen achten, die auf eine Polyneuropathie hinweisen können wie ein Kribbeln oder Schmerzempfinden in den Beinen und Armen.

Während ein Alkoholiker durch konsequenten Alkoholverzicht die effektivste Prophylaxe praktiziert, ist die Vorbeugung bei einem Diabetiker wesentlich umfangreicher. Neben einer optimalen Einstellung des Blutzuckerspiegels sind eine disziplinierte Ernährungsweise und ein regelmäßiges Bewegungsprogramm die Grundlage der Vorbeugung. Da ein Diabetiker Verletzungen und Druckstellen häufig erst sehr spät merkt, ist es wichtig, regelmäßig die Füße zu kontrollieren.

Andere Polyneuropathieformen sind weitaus schwieriger präventiv zu behandeln. So gibt es z. B. an Krebs erkrankte Patienten, die eine Reihe von Chemotherapie-Behandlungen hinter sich haben. Bei ihnen kann sich, als Nebenwirkungen mancher Präparate, eine Polyneuropathie entwickeln, die nicht zu vermeiden ist, und der auch nicht präventiv begegnet werden kann.

Auch verschiedenste Medikamente können im Einzelfall eine Polyneuropathie auslösen. Manchmal ist der Wechsel eines Präparates ratsam und für den Patienten weitaus besser verträglich. In anderen Fällen kann es dennoch günstiger sein, das Präparat weiter zu verabreichen, wie bei HIV-Begleitmedikamenten und Chemotherapeutika. Es ist also immer wichtig, die individuelle Wirkung und Nebenwirkung abzuwägen und gemeinsam mit dem behandelnden Arzt zu entscheiden.

Um einer infektiös ausgelösten Polyneuropathie vorzubeugen, gibt es je nach Erreger verschiedene Prophylaxe-Möglichkeiten. Damit eine durch Borreliose verursachte Polyneuropathie verhindert werden kann, geht es darum, in erster Linie Zeckenstiche, aber auch Mückenstiche zu vermeiden. Vor Zecken schützt man sich beispielsweise bei Waldspaziergängen durch eine gut abdeckende und schützende Kleidung mit Hut und langen Hosen und Ärmeln.

Um eine durch eine HIV-Infektion ausgelöste Polyneuropathie zu verhindern, sollte man sich durch die Verwendung von Kondomen entsprechend schützen.

Wer eine Infektion durch Herpes oder Masern durchlaufen hat, sollte auf mögliche Hinweise, die auf eine Polyneuropathie hinweisen können (z. B. Kribbeln in den Beinen und Armen), achten und diese sehr zeitnah ärztlich untersuchen lassen.

Wenn es um eine durch Schadstoffe ausgelöste Polyneuropathie geht, ist eine Vorbeugung meistens eher schwierig. Da Schadstoffe häufig weder riechen, schmecken oder sichtbar sind, ist es äußerst schwierig, einer Begegnung mit ihnen auszuweichen. Anders verhält es sich, wenn man beispielsweise beruflich bedingt mit bekannten Schadstoffen konfrontiert wird oder, wenn Zahnmetalle vorhanden sind, von denen bekannt ist, dass sie Schadstoffe enthalten wie z. B. Quecksilber in Amalgamfüllungen. Da Schadstoffe grundsätzlich zu schweren gesundheitlichen Einschränkungen führen können, sollte man einen Kontakt mit ihnen immer möglichst verhindern.

Die zweifelsohne ungünstigste Voraussetzung, eine Polyneuropathie vorzubeugen, ist die erbliche Form. In diesen Fällen lässt sich die Erkrankung zwar nicht grundsätzlich verhindern, aber durch eine Früherkennung der ersten Anzeichen kann eine zügige Behandlung den Krankheitsverlauf günstiger beeinflussen.

Selbsthilfegruppen – eine oft unterschätzte großartige Hilfe

Man ist nicht allein – das ist oft die erste Erkenntnis, die man gewinnt, wenn man sich einer Selbsthilfegruppe anschließt, in der man Gleichgesinnte trifft.

Der Erfahrungsaustausch mit ebenso erkrankten Menschen ist oft eine unvorstellbare Hilfe. Gerade wenn man seine Diagnose soeben erst erhalten hat und im Umgang mit seiner Erkrankung noch sehr unsicher ist, kann der Kontakt zu Gleichgesinnten, die ganz ähnliche Erfahrungen gemacht haben, eine wertvolle Stütze sein.

Dies gilt umso mehr, wenn das ‚Aufgehobensein' auf ärztlicher Seite fehlt und es in der Arztpraxis hauptsächlich um die ‚technische Abwicklung' der ‚Krankheit' geht. Aber auch als Ergänzung zur ärztlichen Beratung ist eine Selbsthilfegruppe äußerst wertvoll.

Menschen, die sich Selbsthilfegruppen anschließen, haben gemeinsam, dass sie sich mit Gleichgesinnten austauschen möchten, Ratschläge suchen und auch welche geben möchten. Selbsthilfe ist Geben und Nehmen, man teilt die Probleme und steht nicht mehr allein mit seinen Sorgen und Nöten, die die Polyneuropathie mit sich bringt. Die wichtigste Voraussetzung zur Teilnahme ist der Wille, dass man sich selbst helfen möchte, denn nur mit Eigenverantwortung wird die Mitgliedschaft in einer Selbsthilfegruppe von Erfolg gekrönt sein.

Wenn Sie neu zu einer Gruppe stoßen, können Sie davon ausgehen, dass Ihre Leidensgenossen Ihnen schon einige Zeit an Erfahrung voraushaben. Sie kennen möglicherweise gute Tipps, können Ihnen wertvolle Adressen empfehlen und auf Ihre Probleme eingehen, wie kein anderer. Denn wer kann einen besser verstehen als jemand, der dieselben Probleme hat wie man selbst? Und ist es nicht ideal, wenn Sie aus den Erfahrungen anderer lernen können?

Ratschläge, die Sie in gut organisierten Gruppen erhalten, sind oft so wertvoll, dass Sie sich womöglich ärgern werden, den Schritt in eine Selbsthilfegruppe nicht schon viel eher gegangen zu sein. Möglicherweise hätte Ihnen dies viel Leid, Zeit und Geld erspart, wenn Sie das hier erlangte Wissen schon viel früher erhalten hätten.
Sicher, Sie haben anfangs mühevoll versucht, Ihre Krankheit selbst in den Griff zu bekommen, das ist nur allzu verständlich. Aber warum soll man sich das Leben unnötig schwermachen, wenn man auf so wertvolle Erfahrungen Gleichgesinnter zurückgreifen kann? Warum soll man daheim allein mit seinen

Sorgen kämpfen und versuchen, das Rad neu zu erfinden, wo es doch so viele weitere Tausende, ebenfalls an Polyneuropathie erkrankte Menschen gibt, die dieses Schicksal mit einem teilen?

Aus Erfahrung zeigt sich immer wieder, dass der Austausch mit Gleichgesinnten eine enorme Unterstützung sein kann. Denn bei Personen, die sich genauso wie Sie mit den Sorgen einer Polyneuropathie auseinandersetzen, können Sie sicher sein, dass diese eine ehrliche Meinung ohne weitere Interessen kundtun. Und außerdem erfahren Sie hier auch meistens ganz unverblümt und ehrlich, welche Methoden bei ihnen geholfen haben und welche nicht.

Auch die hier erhältlichen Empfehlungen über gute Therapeuten und Kliniken sind mit Geld nicht zu bezahlen.

Ob in Ihrer Nähe eine für Sie passende Selbsthilfegruppe existiert, erfahren Sie über das Gesundheitsamt Ihrer Stadt oder Ihres Kreises.

Wenn Sie keine passende Gruppe in Ihrer Region finden, können Sie selbst auch die Initiative übernehmen und eine Gruppe gründen. Wenden Sie sich dafür an die entsprechende Anlaufstelle Ihrer Stadt oder fragen Sie Ihren Arzt, ob Sie im Wartezimmer einen Aushang veröffentlichen dürfen, um Gleichgesinnte zu finden. Auf diesem Aushang können Sie beispielsweise schreiben:

„Suche Patienten mit Polyneuropathie zum Erfahrungsaustausch"

Wenn Sie eine Selbsthilfegruppe zum ersten Mal aufsuchen, lassen Sie Ihre Scham zuhause. Denken Sie daran, dass hier Menschen sitzen, die genau die gleichen Probleme haben wie Sie. Alles in einer Selbsthilfegruppe verläuft völlig unverbindlich – und weitestgehend auch anonym. Denn all das, was die Teilnehmer zur Sprache bringen, sollte nicht nach außen getragen werden.

Angst vor der Zukunft

Je mehr man sich mit der Polyneuropathie befasst, all ihre Facetten am eigenen Körper erfährt und durchlebt, persönliche Rückschläge erleidet, den körperlichen Verfall mit klarem Verstand wahrnimmt und je öfter Behandlungen nicht die erhofften Erfolge bringen, umso mehr macht sie sich breit – die schreckliche Angst. Vor dem Heute, dem Morgen und ganz besonders dem Übermorgen. Angst vor so vielem, aber ganz besonders vor der Zukunft.

Denn wie soll das alles weitergehen? Welche körperlichen Beeinträchtigungen kommen hinzu? Werden die Schmerzen noch stärker und kann man diese irgendwann nicht mehr mit Medikamenten in Schach halten? Welche Nebenwirkungen muss man in Kauf nehmen, wie wirken sich die Medikamente langfristig auf die gesamte Gesundheit aus?

Es sind so viele Fragen, die im Kopf herum kreisen, immer wieder und dann noch einmal. Morgens, mittags, abends, und ganz besonders nachts. Wenn es dunkel ist, man sich in den Schlaf zu grübeln versucht, dann erleuchtet es besonders hell, das Kopf-Kino mit den Endlosfilmen. Wo man den Knopf zum Ausschalten verzweifelt sucht, ihn aber nicht findet. Da ist einfach kein Gedanke unterwegs, der sich mit einem anderen Thema befassen würde. Alles dreht sich nur um das Eine – diese schreckliche Krankheit, die sich mit jedem weiteren Tag noch ein weiteres Stück vom Leben übernimmt und die Angst immer größer werden lässt.

Man weiß um seine Verantwortung für die Familie und den Arbeitsplatz, und man weiß um die unsichere finanzielle Zukunft, die einem womöglich bevorstehen kann. Denn was ist, wenn die Krankheit noch öfter, noch länger oder vielleicht sogar auf nicht absehbare Zeit zu Arbeitsunfähigkeit führt? Wenn gar Erwerbsunfähigkeit droht und ein langwieriger Kampf um eine Erwerbsminderungsrente bevorsteht? Wie soll das alles werden, wenn noch Haushypotheken abzutragen sind, sich die Kinder in der Ausbildung befinden und der Ehepartner den Verdienstausfall nicht kompensieren kann? Oder wenn es den schon gar nicht mehr gibt, weil auch er sich ein anderes Leben vorgestellt hat?

Angst um die finanzielle Zukunft zu haben, reicht eigentlich schon aus, um schlaflose Nächte zu haben, aber das ist bei der Polyneuropathie oft nur ein Teil des Ganzen. Denn bei einer schwerwiegenden Erkrankung wie dieser sind die damit einhergehenden Ängste noch wesentlich vielschichtiger.

Wird man womöglich zu einer großen Belastung für seine Liebsten? Mutet man ihnen zu viel zu? Darf man das, kann man das? Gibt es Grenzen oder ist es ganz selbstverständlich, dass man nicht nur in guten, sondern auch in schlechten Tagen zueinandersteht, einer für den anderen, jetzt und immer? Keine Frage, eine chronische Krankheit ist immer eine Belastungsprobe, und zwar nicht nur für den Erkrankten selbst, sondern für jedes Familienmitglied auf seine ganz eigene Art und Weise. Und nicht jeder Mensch ist gleich stark. Manch einer kann mehr leisten als ein anderer. Also wie stark sind die Menschen in der eigenen Familie? Sind diese bereit und haben sie Kraft genug, sich einer solchen Herausforderung zu stellen?

Besonders belastend ist für alle Beteiligten die Sorge um die weitere körperliche Entwicklung. Wie stark wird der körperliche Verfall in der Zukunft sein? Wie schnell kommt er oder lässt er sich mit bestimmten Therapien aufhalten?

Womöglich kann man bislang noch relativ gut zurechtkommen, man kann laufen, einkaufen und viele andere Alltagserledigungen schaffen. Vielleicht nicht mehr ohne Hilfsmittel, aber mit einem Gehstock oder Rollator lässt es sich noch ganz gut leben. Doch was ist, wenn auch dies irgendwann nicht mehr ausreicht? Was ist, wenn ein Rollstuhl notwendig wird? Kaum ein Mensch, der zuvor keine Berührungen mit einem Rollstuhl hatte, wird sich mit dem Gedanken anfreunden wollen, dass womöglich irgendwann ein Rolli unverzichtbar wird. Doch wenn es nicht mehr geht, ist es dann nicht doch noch besser, überhaupt einen Rolli zu haben, als die eigenen vier Wände gar nicht mehr verlassen zu können?

Niemand, auch nicht der beste Therapeut, weiß im Voraus, wohin die Reise gehen wird. Die Polyneuropathie ist tückisch und unkalkulierbar, und überhaupt ist jeder Fall ein anderer. Was bei dem einen an Symptomen in Erscheinung tritt, muss bei dem anderen nicht genauso sein. Genau dies ist es, was Hoffnung machen kann und sollte. Hoffen, dass sich die Krankheit nicht so stark ausweitet wie zunächst befürchtet.

Bei vielen Betroffenen ist eine übermäßige Angst völlig unberechtigt, denn sie können auch trotz der Erkrankung ein ziemlich normales Leben führen. Hier sind es oft die unzureichenden Informationen, die dazu führen, sich unnötigerweise ein Dasein im Rollstuhl vorzustellen.

Im Rückblick hat schon so manch ein Betroffener festgestellt, dass er sich einige Sorgenfalten und schlaflosen Nächte hätte ersparen können, wenn er zu Beginn seiner Erkrankung bereits gewusst hätte, dass doch noch ein sehr lebenswertes und wenig eingeschränktes Leben möglich sein würde. Sich vor lauter Angst verrückt zu machen, nur noch alles schwarz zu sehen, hat bislang noch nie dazu verholfen, gesünder zu werden. Mit einer positiveren Einstellung, einer Wertschätzung der kleinen Dinge und freudiger Erlebnisse kommt man jedoch ein großes Stück weiter.

Immer wieder Rückschläge, und immer wieder aufstehen

Viele chronische Krankheiten haben die unangenehme Eigenschaft, dass ihr Weg nicht geradeaus verläuft, sondern durchaus kurvig und hügelig, manchmal auch ziemlich gebirgig. All das bespickt mit Höhen und Tiefen, Rückschlägen und Enttäuschungen und unübersehbaren Risiken ohne klare Sicht, wohin die Reise gehen wird. Und hin und wieder, ganz unerwartet, schaut auch mal eine positive Überraschung um die Ecke.

Wer schon längere Zeit mit seiner Polyneuropathie lebt, der weiß um all diese Erlebnisse und ist gewappnet ob all der Dinge, die einen erwarten können. Doch wer gerade erst seine Diagnose erhalten hat, der weiß noch nicht um diese recht abenteuerliche Reise, die ihm bevorstehen kann, aber nicht muss.

Besonders betrifft diese Reise den Marathon durch unzählige Praxen, Kliniken und Untersuchungsgerätschaften, den die meisten Personen mit einer Polyneuropathie im Laufe der Zeit durchleben. Je schwerwiegender die körperlichen Beeinträchtigungen sind, umso umfangreicher entwickelt sich das hier oft unvermeidliche Therapeuten-Hopping.

Dies ist verständlich, wenn man vor lauter Schmerzen nicht mehr weiß, wie man den Morgen an den Abend bekommen soll. Wenn die herkömmlichen Medikamente nicht die erhoffte Wirkung entfalten oder diese das Versprechen der Herstellerfirmen per se nicht halten können. Wieder geht es zum Arzt. Erneut werden die Schmerzmedikamente verändert, vielleicht eine Erhöhung der Dosis oder ein neues Präparat oder ganz vielleicht auch mal wieder eine neue Untersuchungsmethode, auch wenn einem selbst der Grund dafür eigentlich nicht klar ist. Aber der Herr in Weiß wird es schon richten, hoffentlich jedenfalls.

Überhaupt ist die Hoffnung bei all diesen Erlebnissen ein wichtiger und unverzichtbarer Wegbegleiter. Wie sonst soll es möglich sein, die vielen Ernüchterungen, Enttäuschungen und Rückschläge ertragen zu können? Es ist nicht schön, wenn man das Gefühl hat, auf der Stelle zu treten, oder schlimmer noch – zwei Schritte zurück anstatt nach vorn gemacht zu haben. Wieder nix, aus der Traum vom besseren Leben. Bis der nächste Strohhalm am Horizont erscheint. Vielleicht. Denn sicher ist es nie, ob es noch einen Hoffnungsschimmer geben wird oder geben kann mit der Polyneuropathie. Jedenfalls denkt man das, wenn man gerade erst wieder erkennen musste, dass all die Bemühungen für die Katz waren. Und nicht nur die Zeit, sondern auch das Geld und ganz besonders das elendige Warten hätte man sich mit dem Wissen von heute mal wieder sparen können.

Immer wieder warten – auf einen neuen Termin beim Arzt, in der Klinik oder darauf, dass der Hersteller des neuen Präparates endlich wieder liefern kann. Warten ist wie das Hoffen ein wichtiger Begleiter. Kein netter, aber ein unverzichtbarer.

Bei all den enttäuschenden Erlebnissen, die man bei einer langjährigen und nicht zu zähmenden Polyneuropathie durchlebt, ist es allzu verständlich, dass man den Kopf hängen lässt und diesen so manches Mal am liebsten im Sand verbuddeln würde. Nützt ja eh nichts, wenn man sich total am Ende angekommen fühlt.

Dennoch – das prallgefüllte Leben geht weiter, man spürt es schon im nächsten Augenblick, wenn die Ameisen wieder durch die Hände und Füße kribbeln oder sich die Schmerzen mit all ihren Facetten und ihrer Rücksichtslosigkeit zeigen. Ja, das ist das Leben, aber auch die Erkrankung.

Wie soll man mit all diesen Achterbahnfahrten umgehen? Mit den unerfüllten Hoffnungen, Rückschlägen und Enttäuschungen? Es sagt sich leicht, man solle wieder aufstehen, die Krone richten und weitergehen. Wer schon viele Niederlagen durchgestanden hat, wird irgendwann müde. Hat keine Kraft mehr, erhobenen Hauptes voranzuschreiten, der Krankheit den Wind aus den Segeln zu nehmen.

Oder doch? Ist es nicht so, dass man nach so niederschmetternden Erlebnissen auch sagt „jetzt erst recht"? Dass man sich nach einem kurzen Augenblick der Besinnung aufrappelt, sich selbst den nötigen Tritt gibt und einen schwungvollen Anlauf startet, um neue Ufer zu erklimmen? Ist das nicht besser als ein Verbleib im trostlosen Jammertal? Durch Jammern sind noch nie Menschen gesund geworden. Durch Aktivwerden hingegen schon.

Auch wenn es schwerfällt, sich aus den Löchern wieder herauszuwinden, so ist es unverzichtbar, um dem Leben wieder etwas Schönes entlocken zu können. Lebensfreude zu spüren. Und morgens zu wissen, warum man überhaupt aufsteht.

Vielleicht ist es auch mal gut, die Krankheit aus dem Blickwinkel zu rücken. Die Gedanken zu sortieren, sie auf andere Themen zu lenken. Wie lange liegt der letzte Urlaub zurück? Wäre es nicht ein tolles Ziel, sich eine schöne Reise vorzunehmen? Auch mit Polyneuropathie lässt sich die Welt erkunden. Die Grenzen dafür und für das Kämpfen um mehr Gesundheit setzt man sich hauptsächlich selbst.

Ich weiß, wovon ich spreche. Über 20 Jahre rauf und runter zu gehen, ist kein Kinderspiel. Erlebnisse dieser Art hinterlassen Spuren und Narben, aber sie erbringen auch Stärke und ein gutes Kraftpolster, mit dem man sich wappnen kann, um erneute schwere Tage und Rückschläge besser meistern zu können. Nur man selbst hat es in der Hand, wie man mit derartigen Herausforderungen des Lebens umgeht. Ob man an ihnen zerbricht oder ob man sie annimmt und mit ihnen wächst. Sich ihnen stellt und nicht weg duckt.

Und wenn man dann rückblickend feststellen kann, was man alles gemeistert hat und sich vielleicht über sich selbst respektvoll wundert, mit welchem Mut man auch die abgrundtiefsten Täler hinter sich gelassen hat, dann kann man doch verdammt stolz sein.

Autofahren – ist das noch möglich, und auf was ist zu achten?

Jeder kennt die Diskussionen um das Thema „Autofahren im Alter" und das freiwillige Abgeben des Führerscheins. Was in diesem Zusammenhang oftmals nicht bedacht wird, ist die Tatsache, dass auch viele Menschen mit diesem Thema konfrontiert werden, die von bestimmten Krankheiten oder körperlichen Beeinträchtigungen betroffen sind. Damit man nicht eines Tages völlig überrascht ist, sollte man sich rechtzeitig mit dieser Angelegenheit auseinandersetzen.

Welcher Anlass auch vorliegt, wenn es um den Verzicht auf das eigenständige Autofahren geht, es ist immer ein „heißes Eisen" mit einer großen Portion an Konfliktpotential. Das ist verständlich, und zwar auf beiden Seiten.

Da ist auf der einen Seite derjenige, der nicht auf seine Mobilität verzichten möchte. Jederzeit selbst bestimmt und ungebunden ins Auto zu steigen und losfahren zu können – das ist eine Art Mobilität, wie sie heutzutage zum Alltag gehört. Für sehr viele Menschen im Berufsleben ist sie sogar eine wesentliche Grundvoraussetzung, um ihren Arbeitsplatz erreichen zu können.

Und auf der anderen Seite geht es um Sicherheit für alle Verkehrsteilnehmer. Niemand möchte in einen Unfall verwickelt werden, und erst recht nicht in einen, der mit dem nötigen Sachverstand hätte vermieden werden können. Bei allem Verständnis ist es manchmal unverzichtbar, die Vernunft siegen zu lassen, einsichtig zu sein und das Autofahren anderen zu überlassen.

Neben einem gewissen Alter sind dies bestimmte Erkrankungen, die Autofahren als äußerst leichtsinnig erscheinen lassen. Bei einigen Krankheitsbildern ist grundsätzlich per Gesetz das Führen eines Fahrzeuges nicht erlaubt. Aber es gibt auch Erkrankungen, bei denen keine generellen Verbote bestehen, sondern die individuelle gesundheitliche Verfassung berücksichtigt werden muss wie etwa die Polyneuropathie. Zwar betrifft dies in der Regel nicht das Anfangsstadium, aber sobald gewisse körperliche Beeinträchtigungen vorliegen, gehört die Überprüfung der Fahrtüchtigkeit hinterfragt. Zunächst ist da das eigene Gewissen des Betroffenen, und wenn dieses nicht zielführend ist, kann es auch zur Angelegenheit der Familienangehörigen und schließlich auch des behandelnden Arztes werden. Dieser wird die körperlichen Beeinträchtigungen- und Medikamenteneinnahmen analysieren.

Hierbei ist insbesondere relevant, ob und in welchem Ausmaß Taubheitsgefühle, Kribbeln und Schmerzen in den Füßen und Beinen vorhanden sind. Hieraus ableitend kann der Arzt feststellen, ob das Fahren grundsätzlich unmöglich ist oder mit bestimmten Hilfsmitteln weiterhin zugelassen werden kann.

Denn der Tag X, an dem man sich von seinem Führerschein verabschiedet, kommt bei der Polyneuropathie meistens nicht von jetzt auf gleich. Denn die Umstände, die bei der Polyneuropathie zur Fahruntüchtigkeit führen, sind nicht plötzlich von heute auf morgen da. Stattdessen zeichnet sich der Weg dorthin über einen längeren Zeitraum ab.

Relevant für die Fahrtüchtigkeit bei einer Polyneuropathie ist insbesondere, inwieweit Bewegungsabläufe beeinträchtigt sind, die das Lenken und Bremsen stören könnten. Die Beurteilung der körperlichen Beeinträchtigungen bedarf in Einzelfällen einer genaueren Begutachtung und Genehmigung. Möglicherweise stellt sich dann die Frage, mit welchen PKW-Umbauten das Autofahren doch noch möglich sein kann.

Da bei der Polyneuropathie meistens die Füße und Beine nicht mehr voll funktionstüchtig sind, ist es für viele Betroffene eine praktikable Lösung, von einem Schaltwagen auf einen Automatikwagen zu wechseln. Allerdings ist dies nicht per se für alle Polyneuropathie-Patienten eine Art Freifahrtschein, denn immer stellt sich die Frage, ob im Notfall rechtzeitig reagiert werden kann. Ein ganz zentraler Aspekt ist in diesem Zusammenhang, ob trotz der körperlichen Beeinträchtigung ausreichend Druck auf das Bremspedal ausgeübt werden kann.

Wenn dies nicht gegeben ist, bedeutet das allerdings nicht zwangsläufig, dass man fahruntüchtig ist, sondern es gibt noch einige Möglichkeiten, um auch trotz der Erkrankung noch zuverlässig am Verkehr teilnehmen zu können. Wenn die Beine zu stark beeinträchtigt sind, empfiehlt es sich häufig, bestimmte Umbauten im Auto vornehmen zu lassen.

Insbesondere sind dies Handbediengeräte, mit deren Hilfe die Gas- und Bremspedale betätigt werden können. Hierauf spezialisierte Autowerkstätten können den persönlichen Bedürfnissen entsprechend Umbauten vornehmen und Hinweise bezüglich der notwendigen Formalitäten geben. So ist unter anderem wichtig, dass derartige Umbauten in die Fahrzeugpapiere eingetragen werden. Auch Vermerke im Führerschein und Schulungen für das Fahren mit Handbetrieb sind in der Regel erforderlich.

Ob die Fahrtüchtigkeit trotz der Polyneuropathie bestehen bleibt, ist nicht nur von den körperlichen Beeinträchtigungen abhängig, sondern auch von bestimmten Medikamenteneinnahmen. Bei einigen Medikamenten wie insbesondere bei Opiaten ist das Autofahren grundsätzlich nicht erlaubt.

Weniger eindeutig, aber nicht weniger gefährlich ist eine Verkehrsteilnahme bei der Einnahme von bestimmten Psychopharmaka. Aufgrund ihrer dämpfenden Eigenschaft führen sie zu einer verlängerten Reaktionszeit und stellen somit eine Gefahr beim Autofahren dar. Inwieweit trotz Medikamenteneinnahme die Fahrtauglichkeit besteht, sollte mit dem behandelnden Arzt besprochen werden.

Sicherheitsaspekte und Sturzprophylaxe

Viele Polyneuropathie-Patienten und ihre Familien haben immer wieder große Sorgen bezüglich der Sicherheit, da durch die Gangunsicherheit und im späteren Verlauf hinzukommenden Bewegungseinschränkungen eine deutlich erhöhte Sturzgefahr entsteht.

Mit einigen Maßnahmen ist es allerdings möglich, die Risiken zu reduzieren und für mehr Sicherheit zu sorgen. Dabei ist es immer von der Ausprägung der Erkrankung abhängig, ob nur wenige oder zahlreiche Sicherheitsvorkehrungen zu ergreifen sind.

Die in diesem Kapitel vorgestellten Möglichkeiten sind Anregungen, die Sie entsprechend Ihrem Beschwerdebild umsetzen können. Da die meisten Gefahren in den eigenen vier Wänden lauern, geht es bei der Gefahrenreduktion hauptsächlich um die Sicherheitsaspekte im häuslichen Umfeld.

Es klingt geradezu paradox, dass ausgerechnet im eigenen Zuhause, wo man sich eigentlich am wohlsten und sichersten fühlt, die meisten Gefahrenquellen lauern. Man kennt dies aber auch von gesunden Menschen, denn auch bei ihnen passieren die meisten Unfälle tatsächlich zuhause und nicht unterwegs, wie so häufig angenommen wird.

Wenn man die Polyneuropathie-Diagnose erhält und eine gewisse Gangunsicherheit bereits vorhanden ist, sollte man sich baldmöglichst mit den vielen Gefahrenquellen auseinandersetzen, die in den eigenen vier Wänden lauern. Hier gilt es, für Abhilfe zu sorgen. Hauptsächlich geht es darum, mögliche Gefahrenquellen aufzutun, die im Falle eines Sturzes zu Verletzungen führen könnten.

Einige Dinge in Ihren vier Wänden werden Ihnen sicherlich von ganz allein ein- und auffallen. Oftmals sind es aber auch Angehörige, die die Gefahrenquellen entdecken, weil sie den Alltag miterleben. Sie sehen, wo Stolperfallen vorhanden sind, eine Teppichkante gefährlich werden kann, wo Elektrokabel hängen oder scharfe Kanten einen Sturz gefährlich machen können.

Dennoch sehen auch sie nicht alle vorhandenen Risiken, sodass es angebracht sein kann, professionelle Hilfe in Anspruch zu nehmen. Sie können beispielsweise Ihren Hausarzt oder einen anderen Therapeuten bitten, gemeinsam mit Ihnen Ihr Zuhause hinsichtlich der Sicherheitsaspekte zu überprüfen. Da mittlerweile immer mehr Hausärzte ein geschultes Auge für seniorengerechtes Wohnen bekommen haben, sind sie es auch häufig, die bei Polyneuropathie-Patienten gut beraten können. Auch Wohnberatungsstellen, die in vielen Städten vorhanden sind, können eine wertvolle Anlaufstelle sein.

Im Gegensatz zu den Angehörigen und Betroffenen sehen diese Personen das Wohnumfeld „neutral" und emotionslos. Sie sehen die Gefahrenquellen und nicht die emotionalen Aspekte, die möglicherweise mit dem einen oder anderen Möbelstück oder Haushaltsgerät verbunden sind. Und sie machen deutlich auf Risiken aufmerksam, die man selbst als Betroffener vielleicht auch gar nicht sehen möchte, weil dies mit einer großen oder unbequemen Veränderung verbunden sein könnte, der man sich eigentlich gar nicht aussetzen möchte.

In einigen Situationen wird es sicherlich erforderlich sein, Kompromisse zu finden. Denn nicht alles, was unter den Gesichtspunkten der Sicherheit sinnvoll wäre, ist gleichzeitig praktisch. Und nicht alles, was sinnvoll wäre, findet Gefallen. Die Anpassung der Wohnsituation ist sicherlich ein Prozess, der nicht immer von heute auf morgen umgesetzt wird.

Manche Dinge sieht man auch erst im Laufe der Zeit, sodass man erst im Alltag auf die eine oder andere Gefahrenquelle stößt. Und auch mit Fortschreiten der Erkrankung können im Laufe der Zeit weiterreichende Veränderungen erforderlich werden.

Badezimmer

Das Badezimmer stellt in verschiedener Hinsicht mehrere Herausforderungen und Gefahrenquellen dar. Besonders gefürchtet sind Stürze auf scharfe Ecken und Kanten, bei denen man sich schwer verletzen kann. Besonders die Armaturen und die sanitären Anlagen wie Badewanne, Duschwanne, Waschbecken und Toilette sollten genauer unter die Lupe genommen und hinsichtlich scharfer Kanten überprüft werden.

Um schwere Verletzungen durch einen Sturz zu reduzieren oder zu lindern, sollten beispielsweise die Armaturen möglichst flach an der Wand angebracht sein. Während des Duschens oder Badens ist es sinnvoll, die Armaturen und scharfen Kanten mit Schutzmaterial (z. B. Schaumstoff oder ein dickes Handtuch) abzudecken.

Beseitigen Sie möglichst alle Stolperfallen wie beispielsweise einen Teppichboden oder Türstopper. Der Fußboden des Badezimmers, aber auch der Dusche und der Badewanne, sollte rutschfest sein. Legen Sie die Dusche oder Badewanne mit einer rutschfesten Matte aus, die jedoch keine Stolperfalle bildet und leicht zu reinigen ist.

Im Vergleich zum Baden ist Duschen wesentlich gefahrloser, vorausgesetzt, es erfolgt in einer Duschkabine und nicht einer Badewanne. Die Duschabtrennung sollte möglichst nicht aus einer normalen Glasscheibe bestehen, sondern aus Sicherheitsglas, Kunststoff oder einem Duschvorhang.

Bringen Sie mehrere Haltegriffe an, an denen Sie sich festhalten können, während Sie Ihre Körperpflege ausüben. Besonders in der Dusche und in der Nähe des Waschbeckens kann dies sehr hilfreich sein.

Wenn Sie sehr unsicher beim Duschen sind, nutzen Sie einen stabilen Duschstuhl mit Arm- und Rückenlehnen.

Die beste Schutzvorkehrung besteht darin, dass jemand mit im Badezimmer ist oder sich in unmittelbarer Nähe aufhält. Wenn Sie Ihre Privatsphäre schützen und vorzugsweise allein im Badezimmer sein möchten, verriegeln Sie die Tür nicht mit einem Schloss. Verwenden Sie stattdessen ein Schild, wie man es aus Hotels kennt mit dem Vermerk ‚Bitte nicht stören'.

Die Badezimmertür sollte nach Möglichkeit nach außen zu öffnen sein. Denn wenn Sie im Badezimmer gegen die Tür fallen würden, könnte diese von Ihren Angehörigen kaum geöffnet werden. Mit einer nach außen zu öffnenden Tür kann immer jemand problemlos ins Bad, um Ihnen zu helfen. Wenn in Ihrem Badezimmer nicht diese Möglichkeit besteht, sollten Sie eine Schiebetür in Erwägung ziehen.

Küche

Neben dem Badezimmer gilt die Küche als eine weitere große Gefahrenquelle. Bei genauer Betrachtung stellt sie sogar die vielseitigsten Gefahren dar. Man stelle sich nur mal vor, was alles passieren könnte, wenn man sich in der Küche aufhält, irgendeine Tätigkeit verrichtet und währenddessen plötzlich stolpert, dann erahnt man, wie viele Gefahren in der Küche lauern.

Sicher, man mag sich diese Situationen am liebsten gar nicht vorstellen, aber um entsprechende Gefahren aufzudecken und Sicherheitsvorkehrungen treffen zu können, ist es in Ihrem Sinne, zumindest einmal verschiedene Szenarien in Gedanken durchzuspielen. Anschließend handelt man nach dem Motto ‚Gefahr erkannt – Gefahr gebannt'. Ganz gefahrlos kann man sich in der Küche sicherlich nicht bewegen, aber durch einige Maßnahmen kann man die Risiken und die Sturzfolgen doch enorm reduzieren.

Die gefährlichsten Situationen können beim Kochen entstehen, sodass es in einigen Fällen sinnvoll sein kann, anstatt eines elektrischen oder gasbetriebenen Herdes eine Mikrowelle einzusetzen. Ohne Zweifel ist die Mikrowelle unter ernährungstechnischen Aspekten keine optimale Lösung, weil durch die Mikrowellen viele wertvolle Nährstoffe in den Lebensmitteln zerstört werden. In diesen Fällen muss man aber die jeweiligen Vor- und Nachteile abwägen. Wenn man sich der Situation der reduzierten Nährstoffe aufgrund der Mikrowelle bewusst ist, könnte man die Ernährung beispielsweise durch einen erhöhten Verzehr von frischem Obst und hochwertigen Vitalstoffpräparaten ergänzen.

Wenn Sie dennoch einen Herd verwenden möchten, achten Sie darauf, dass die Topfgriffe auf der Herdplatte nach innen gerichtet sind. So verhindern Sie, dass Sie im Falle eines Sturzes den Topf umwerfen und sich Verletzungen und Verbrennungen zufügen.

Bevorzugen Sie Küchengeräte, die über einen automatischen Ausschaltmechanismus verfügen wie beispielsweise einen Toaster und einen Wasserkocher. Wenn Sie neue Küchengeräte erwerben, achten Sie auf mögliche Sicherheitsaspekte. Mittlerweile gibt es viele Geräte, die über Kindersicherungen verfügen und deren Einsatz auch unter Sicherheitsaspekten bei sturzgefährdeten Personen sehr sinnvoll sein kann.

In der Wohnung oder im Haus

Auch wenn es Ihnen schwerfällt, sich von liebgewonnenen Dingen zu trennen, sollten Sie in bestimmten Fällen der Vernunft den Vorrang gewähren. Aufgrund einer möglichen Gangunsicherheit ist es für Ihre eigene Sicherheit wichtig, dass Sie Ihr Zuhause auf jegliche Sturzgefährdungen hin überprüfen. Stolperfallen lauern besonders bei Teppichkanten, Kabeln, dekorativen Gegenständen, die auf dem Fußboden platziert sind und Treppen.

Überprüfen Sie Ihre Wohnung oder Ihr Haus dahingehend, ob besondere Sturzgefahren bestehen wie durch ein zu niedriges Balkongeländer oder ein bodentiefes Fenster in einer höher gelegenen Etage. Erhöhen Sie das Balkongeländer und sichern Sie das bodentiefe Fenster durch einen Einrastmechanismus oder ein schützendes Gitter oder Geländer.

Beseitigen Sie sämtliche scharfen Ecken und Kanten, die sich beispielsweise an Ihren Möbeln befinden. Sichern Sie diese Ecken und Kanten mit Schaumstoffflächen oder anderen weichen Materialien. Wenn Sie sich neue Möbel anschaffen, achten Sie von vornherein darauf, dass die Ecken und Kanten abgerundet sind.

Elektrokabel

Elektrokabel stellen nicht nur Stolperfallen dar, sondern können im Falle eines Sturzes zu kleinen und größeren Katastrophen führen. Stellen Sie sich vor, Sie befinden sich in der Küche, betätigen ein strombetriebenes Küchengerät oder ein Bügeleisen und stürzen plötzlich zu Boden. Sie reißen dieses Gerät mit zu Boden, verbrennen sich und möglicherweise wird die Umgebung in Brand gesetzt.

Um derartige Situationen zu verhindern, gibt es entweder die Möglichkeit, diese Geräte nur zu benutzen, wenn Sie nicht alleine zu hause sind, oder Sie erwerben entsprechende Geräte, die kabellos funktionieren, wie dies mittlerweile bei Wasserkochern und Bügeleisen möglich ist.

Fußboden

Im Falle eines Sturzes ist es sehr wahrscheinlich, dass man auf den Boden fällt. Allein aus diesem Grund ist es wichtig, auf harte Böden wie Parkett, Fliesen und Laminat zu verzichten, denn derart harte Oberflächen erhöhen die Verletzungsgefahr. Bevorzugen Sie stattdessen weiche Bodenbeläge wie Teppichböden, Linoleum oder Kork. Bei Teppich ist es sinnvoll, auf einen hohen Wollanteil zu achten, da bei einem hohen synthetischen Anteil durch den Aufprall eher Schürfwunden entstehen können.

Haushaltstätigkeiten

Einige Haushaltstätigkeiten wie beispielsweise Bügeln sollten am besten nur verrichtet werden, wenn Sie nicht allein zuhause sind.

Treppen

Treppen stellen für gangunsichere Polyneuropathie-Patienten immer eine ganz besondere Gefahrenquelle dar. Denn wenn auf einer Treppenstufe ein Sturz erfolgt, ist das Verletzungsrisiko besonders groß. Um dieses zu reduzieren, ist es wichtig, sämtliche frei beweglichen Gegenstände von den Treppenstufen zu entfernen. Überprüfen Sie die Wände und das Treppengeländer, ob hier besondere Gefahren lauern.

Wenn das Treppengeländer besonders hart ist (z. B. aus Metall), ummanteln Sie dieses mit einem weichen Material. Legen Sie unterhalb der Treppe einen weichen Teppich aus, um bei einem Sturz nicht hart aufzuprallen.

Damit Sie mehr Sicherheit beim Betreten der Treppe haben, ist es hilfreich, ein beidseitiges Geländer anzubringen.

Fenster und Glastüren

Ein Sturz in eine Glasscheibe gehört zu den besonders gefährlichen Situationen, in die man geraten kann. Die Gefahr besteht insbesondere darin, dass man sich durch die entstehenden Glasscherben schwerwiegende Verletzungen zufügen kann. Um dieses Risiko zu reduzieren, sollte möglichst Sicherheitsglas verwendet werden. Dieses zersplittert im Falle eines Sturzes, aber es zerfällt nicht in einzelne Glasscheiben. Wenn dies nicht möglich ist, bedecken Sie das Einfachglas mit einer entsprechenden Folie, um den gleichen Sicherheitseffekt zu erreichen.

Kopf- und Hüftschutz

Bei einer stark ausgeprägten Gangunsicherheit kann es angebracht sein, sich mit sogenannten Protektoren auszustatten. Da bei Stürzen besonders der Kopf und die Hüfte gefährdet sind, könnten diese Körperbereiche durch einen Kopfschutz oder Hüftprotektor geschützt werden. Besprechen Sie mit Ihrem Arzt, ob dies in Ihrem Fall sinnvoll ist.

Alarmanlage

Eine besonders große Sorge besteht immer darin: Was passiert, wenn ich alleine bin und stürze? Um diese Angst zu reduzieren und damit schnelle Hilfe gerufen werden kann, ist es sinnvoll, eine Alarmanlage bzw. einen Notruf zu installieren. Dank der fortgeschrittenen Entwicklung auf dem Seniorenmarkt gibt es heutzutage viele verschiedene technische Ausrüstungen, die deutlich mehr Sicherheit ermöglichen, als dies noch vor wenigen Jahren der Fall war. Je nach individuellen Bedürfnissen und finanziellen Möglichkeiten hat man mittlerweile eine große Auswahl an verschiedenen Geräten.

Welches Gerät in Betracht kommt, hängt meistens davon ab, ob man alleine oder mit Angehörigen zusammenwohnt.

Während in einigen Fällen ein Babyphone mit einer Sprechanlage ausreichend ist, wird es in anderen Situationen erforderlich sein, eine spezielle Telefonanlage zu installieren, die mit einer Notrufzentrale verbunden ist. Über eine einfache Fernbedienung, die man bequem als Halskette trägt, ist es möglich, über dieses Notrufsystem schnell Hilfe zu rufen.

Bevor Sie sich für ein Notrufsystem entscheiden, informieren Sie sich ausreichend. Bedenken Sie auch, dass manche dieser Systeme mit monatlichen Gebühren verbunden sind.

Sie sehen, es gibt sehr viele Aspekte, die bei der Wahl eines Notrufsystems berücksichtigt werden müssen. Wägen Sie daher sämtliche Vor- und Nachteile der jeweiligen Systeme ab, um letztendlich das für Ihre Situation passende Gerät zu erwerben. Wenn für Sie oder Ihren Angehörigeren bereits eine Pflegestufe vorliegt, können die Kosten für ein Notrufsystem in der Regel von der Pflegekasse übernommen werden.

Der Kampf um die Rente

Eine Polyneuropathie kann in vielfacher Hinsicht eine sehr zermürbende Angelegenheit sein. Nicht nur, dass man sich ständig in ärztlicher Obhut befindet und täglich um seine Gesundheit kämpfen muss. Auch die finanziellen Sorgen, die mit einer chronischen Krankheit in den meisten Fällen einhergehen, können ziemlich anstrengend und belastend sein.

Wenn die Polyneuropathie unaufhörlich fortschreitet und die Ausübung der beruflichen Tätigkeit kaum oder gar nicht mehr möglich ist, kommt irgendwann der Tag X, an dem man sich fragen muss, ob die Beantragung einer Erwerbsminderungsrente angezeigt ist. Häufig wird diese Entscheidung in einer Phase getroffen, in der die Beschwerden bereits lange bestehen und keine Besserung in Sicht ist. Viele Betroffene sind irgendwann aus finanziellen Gründen gezwungen, diesen Schritt zu gehen, denn wenn kein Anspruch mehr auf Kranken- oder Arbeitslosengeld besteht, steht ruckzuck Hartz 4 vor der Tür.

In einigen Fällen sind es auch die Krankenkassen, die nach einer längerfristigen Krankschreibung dazu drängen, die Erwerbsminderungsrente zu beantragen. Für die Krankenkasse hat das den klaren Vorteil, dass sie dann kein Krankengeld mehr zahlen muss, sobald Sie eine Erwerbsminderungsrente bewilligt bekommen. Doch auch der Wille der Krankenkasse führt noch lange nicht zum Ziel, denn bis eine Rente tatsächlich bewilligt wird, ist in den meisten Fällen eine ziemliche Odyssee zu absolvieren.

Was mit einer relativ einfachen Beantragung beim Rentenversicherungsträger beginnt, entwickelt sich dann in vielen Fällen zu einem monate- oder jahrelangen Formularkrieg. Begleitet wird dieser Weg eigentlich immer von Gutachtern, die von dem Versicherungsträger beauftragt werden, den Gesundheitszustand zu beurteilen. Und genau das ist für viele Betroffene ein sehr unbefriedigender Punkt. Denn obwohl man möglicherweise bereits seit vielen Jahren chronisch krank ist und die Gesundheit von Jahr zu Jahr noch weiter den Bach hinuntergeht, soll ein Gutachter innerhalb kurzer Zeit beurteilen können, wie der Gesundheitszustand tatsächlich ist.

Bei sehr bekannten Krankheitsbildern kann diese Verfahrensweise durchaus angebracht sein, vorausgesetzt, man gerät an einen Gutachter, der sich umfänglich mit der jeweiligen Erkrankung auskennt. Hat man jedoch eine weitaus weniger bekannte Krankheit, so ist bei vielen Betroffenen der Weg bis zur Rente in der Regel äußerst steinig. Wenn man dann noch an einen Gutachter gerät, der es nicht für nötig hält, in die mitgebrachten Befunde, die ganz eindeutig die Krankheit belegen und beschreiben, hineinzuschauen, hat man besonders schlechte Karten.

Ja, das Thema ‚Gutachter' ist ein sehr heikles, das schon viele Menschen in die Verzweiflung getrieben hat. Man könnte eigentlich ein ganzes Buch nur hierüber schreiben, so abenteuerlich sind die Erlebnisse, die Betroffene immer wieder berichten.

Je nach Indikation wird man nicht nur zu einem Gutachter zitiert, sondern zu mehreren. Zwar ist eigentlich jeder chronisch erkrankte Mensch den Umgang mit immer wieder neuen Ärzten gewohnt, es macht jedoch einen großen Unterschied, ob man freiwillig bei einem selbst ausgesuchten Arzt vorspricht oder zu einem Arzt gehen **muss**, dem man seine Leidensgeschichte von Beginn an erzählen und erklären muss. Und das auch, wenn einem dieser Arzt völlig unsympathisch ist, und bei dem man von Anfang an merkt, dass er die Krankheit überhaupt nicht versteht, nicht verstehen will, bagatellisiert oder in die Schublade der Hypochonder schiebt. Da kann es schon sehr spannend sein, sich das Gutachten eines derartigen Arztes zusenden zu lassen. Wenn man dann so ein Gutachten liest, hat man womöglich den Eindruck, als werde darin eine ganz andere Person beschrieben. Da ist dann mitunter die Rede von fehlender Mitarbeit und vollschichtiger Leistungsfähigkeit, um nur wenige harmlose Formulierungen zu nennen.

Man kann sich also durchaus vorstellen, wie nervenaufreibend es für die Betroffenen sein kann, sich mit immer wieder neuen Ärzten auseinander zu setzen, bei denen man auf Granit beißt, weil sie von der Erkrankung absolut keine Ahnung haben.

Doch auch der unangenehmste Gutachtertermin geht irgendwann zu Ende. Und ist dieser erst einmal absolviert, dann geht es mit der zermürbenden Warterei los.

Auf der einen Seite sitzt einem möglicherweise die Krankenkasse im Nacken und erkundigt sich ständig nach dem Stand der Dinge, auf der anderen Seite möchte man selbst am liebsten sofort wissen, wie der Gutachter beurteilt hat.

Allerdings sollte man nun nicht täglich auf der Lauer sitzen und ungeduldig den Briefträger überfallen, ob endlich Post vom Rentenversicherungsträger dabei ist. Denn mitunter mahlen die Mühlen dort ziemlich langsam. Ausnahmen gibt es natürlich auch.

Und wenn dann doch endlich dieser ersehnte Brief angekommen ist, reißt man ihn gespannt und nervös auf. Was steht drin?

Die Ernüchterung kommt bereits nach wenigen Sekunden: „Ihrem Antrag auf Rente wegen Erwerbsminderung können wir leider nicht entsprechen, weil Sie die medizinischen Voraussetzungen nicht erfüllen........nach unserer medizinischen Beurteilung können Sie noch mindestens 6 Stunden täglich unter den üblichen Bedingungen des allgemeinen Arbeitsmarktes erwerbstätig sein.............Gegen diesen Bescheid können Sie innerhalb eines Monats nach seiner Bekanntgabe schriftlich Widerspruch erheben." (Quelle: BfA)

Der Schock ist groß, die Wut ebenso. Man ist verzweifelt, weil man nicht weiß, wie alles weitergehen soll. Die finanzielle Last ist groß und den Vermieter interessiert die persönliche Situation herzlich wenig. Klar, dass da die schlaflosen Nächte schnell wieder an der Tagesordnung sind.

Und wo soll man nun die Kraft hernehmen, gegen so eine große Behörde anzukommen? Man ist nur ein klitzekleines Rädchen in deren Uhrwerk. Man ist irgendjemand, der halt viele Jahre viel zu früh schwer erkrankt ist und der sich neben seiner Krankheit nun auch noch mit so einem riesigen und mächtigen Behördentier auseinandersetzen muss. Als wäre man durch die Krankheit nicht schon genug bestraft, wird man seine letzten Kraftreserven auch noch für so eine unselige Kampfaktion investieren müssen. Denn wie soll man finanziell überleben, wenn man krankheitsbedingt nicht mehr in der Lage ist, eine Berufstätigkeit auszuüben? Soll Hartz 4 die Lösung sein?

Dass so eine psychische Belastung nicht spurlos an einem ohnehin erkrankten Körper vorüberzieht, ist eigentlich die logische Konsequenz. So führt der Kampf um die Rente nicht selten zu einer deutlichen Verschlechterung der Symptome. Der anhaltende Ärger und Stress, die andauernde Warterei und auch die Erfahrungen mit dem Gutachter können der ohnehin schon stark strapazierten Gesundheit stark zusetzen.

Manch einer muss sich sogar zeitweise in eine Klinik aufnehmen und versorgen lassen, weil sich der Gesundheitszustand so gravierend verschlechtert hat.

Doch nicht immer muss es so weit kommen, sodass man sich nach einigen Tagen voller Wut und Nächten voller Schlaflosigkeit und Grübeleien wieder aufrappelt. Auf zum Widerspruch, der nun in aller Ruhe und fundiert geschrieben werden will. Wichtig ist, dass dieser sorgfältig begründet wird.

Aber kaum hat man diesen im Briefkasten verabschiedet, geht die Warterei schon wieder los. Nach 2 Wochen kommt immerhin eine Eingangsbestätigung, dass der Widerspruch beim Versicherungsträger angekommen ist. Aha, schon mal ein gutes Zeichen. Doch dann wartet man und wartet man und wartet man. Nichts passiert. Nach 3 bis 4 Monaten wird man ungeduldiger und mahnt den Versicherungsträger an. Prompt kommt darauf hin eine Einladung. Zum nächsten Gutachter? Kann sein, muss aber nicht. Möglich ist, dass man nun eine Einladung zu einer Rehabilitationsmaßnahme erhält. Das heißt nichts anderes, als dass man sich für mehrere Wochen in eine angegebene Klinik zu begeben hat, wo dann über die Erwerbsfähigkeit entschieden werden soll.

Doch auch eine derartige Maßnahme bringt die Rente nicht unbedingt näher. Hier wird man in den Klinikalltag integriert und womöglich so manches Mal an seine körperlichen Grenzen stoßen. Vielleicht wird man in dieser Klinik zu der Erkenntnis kommen, dass Sie tatsächlich nicht mehr in der Lage sind, täglich mehr als 6 Stunden zu arbeiten. Möglich ist aber auch, dass man meint, dass Sie täglich mindestens 3 Stunden, aber keine 6 Stunden arbeiten können. Dies wäre die Voraussetzung, um eine teilweise Erwerbsminderungsrente zu bekommen. Je nach persönlicher Situation kann dies eine sinnvolle Basis sein, denn man erhält einerseits eine monatliche Teilrente und kann sich durch einen Teilzeitjob, der körperlich machbar ist, einen Hinzuverdienst ermöglichen.

Doch wenn auch trotz des Widerspruchs oder der Rehamaßnahme die Rente immer noch abgelehnt wird, kann es richtig anstrengend werden. Denn der nächste Schritt wäre eine Klage vor einem Sozialgericht. Und da es hier um aufwändige und meist langwierige Gerichtsverfahren geht, ist man gut beraten, anwaltliche Hilfe in Anspruch zu nehmen. Wer keine Rechtsschutzversicherung hat, die diesen Fall finanzieren würde, kann gut beraten sein, sich an den VdK zu wenden. Hierfür muss man zwar VdK-Mitglied werden, aber die monatlichen Beiträge von ca. 6,- € sind erschwinglich und können eine sinnvolle Investition sein.

Aufgrund des Gerichtsverfahrens werden erneut Gutachten in Auftrag gegeben, aber es besteht hierbei auch die Möglichkeit, einen eigenen Gutachter zu beauftragen. Besonders in dieser Phase ist es von entscheidender Bedeutung, wenn man über ein umfangreiches Netzwerk von entsprechenden Fachärzten verfügt.

Hat man irgendwann doch endlich sein Ziel erreicht und die volle Erwerbsminderungsrente bewilligt bekommen, dann gilt diese bei den meisten Personen zunächst für 2 Jahre. Dann wird der Gesundheitszustand erneut überprüft. Es kann ja sein, dass dieser sich verbessert hat. Und wenn nicht, kann der Kampf um die Verlängerung aufgenommen werden. Und 2 Jahre später wieder, bis nach einigen Jahren die zeitlich unbefristete Rente genehmigt wird.

Auch wenn die Erwerbsminderungsrente für viele Menschen ein Allheilmittel zu sein scheint, darf man nicht vergessen, dass sie es nicht in jedem Fall ist. Je nach Höhe des Rentenanspruchs kann zwar ein monatlicher Betrag dabei herauskommen, der den grundsätzlichen Lebensunterhalt ermöglicht, aber je jünger man ist, desto geringer fällt die monatliche Rente in der Regel aus. Und wer vorher einige tausend Euro pro Monat verdient hat, fällt in ein großes finanzielles Loch, wenn man ab jetzt 800,- € monatliche Rente erhält. Besonders fatal ist es, wenn eine Familie davon ernährt werden muss oder noch finanzielle Belastungen im Raum stehen wie beispielsweise eine

Haushypothek oder eine monatliche Auto-Leasingrate. Und auch wer ganz auf sich gestellt ist – was bei chronischen Krankheiten leider keine Seltenheit ist – wird trotz seiner Erwerbsminderungsrente jeden einzelnen Euro, den er ausgeben möchte, gründlich überdenken.

Hinzu kommt, dass eine frühe Berentung den Wegfall eines Umfeldes bedeutet, das einem (Lebens-)Aufgaben und Bestätigung zukommen lassen kann. Besonders von sehr karriereorientierten Menschen und eher Männern als Frauen weiß man, dass sie sich sehr stark über ihren Beruf identifizieren. Fällt die berufliche Tätigkeit weg, fallen sie häufig in ein tiefes emotionales Loch. Bevor man den Schritt zur Rentenbeantragung geht, sollte man sich also alles Für und Wider sehr genau durch den Kopf gehen lassen.

Pflegefall – was nun?

Zwar kann in vielen Fällen und bei rechtzeitiger Diagnose und Behandlung das Schlimmste abgewendet werden, aber dennoch kann eine Polyneuropathie in schwerwiegenden Fällen zu bleibenden gesundheitlichen Einschränkungen führen. Diese können sogar derart weitreichende Folgen mit sich bringen, dass für die Bewältigung des Alltags Hilfe von außen erforderlich wird. Und in sehr ungünstigen Fällen wird es auch darum gehen, eine Pflegestufe zu beantragen.

Was zunächst oft mit vergleichsweise geringfügigen Hilfestellungen und Besorgungen wie Einkaufen oder Arztbegleitungen beginnt, entwickelt sich im Laufe der Zeit immer weiter, sodass stetig noch mehr Hilfe notwendig wird.

So wie die Polyneuropathie in der Regel schleichend beginnt, so entwickelt sie sich auch in der Folgezeit weiter. Alles ist schleichend, und wenn man täglich mit der an Polyneuropathie erkrankten Person in Kontakt ist, fällt der schleichende körperliche Verfall nicht so dramatisch auf. Es sind dann oft Menschen, die keinen regelmäßigen Kontakt pflegen und aufgrund der zeitlichen Abstände den körperlichen Abbau als viel gravierender empfinden.

Dabei merken die betreuenden Angehörigen durch den täglichen Kontakt häufig gar nicht, dass das Ausmaß der Pflege stetig zunimmt. Sie stellen ihr eigenes Leben zunehmend in den Hintergrund und richten ihren Tagesablauf nach dem zu betreuenden Angehörigen. Sie opfern sich regelrecht auf, bis sie womöglich selbst nicht mehr können, weil ihre eigene Gesundheit immer öfter streikt. Und irgendwann steht womöglich der Tag X vor der Tür, an dem die betreuenden Angehörigen dann völlig überfordert sind.

Vielleicht ist es auch eine bestimmte Situation, die zum Umdenken anregt und die deutlich macht, dass nun mehr Hilfe von außen nötig wird. Nicht selten ist es ein Sturz, der von einem auf den anderen Tag dazu führt, dass die Betreuung nicht mehr allein von den Angehörigen erbracht werden kann. Denn Stürze sind bei einer Polyneuropathie leider keine Seltenheit und ziehen dann weitreichende Verletzungen und Knochenbrüche nach sich. Ab diesem Moment ist es vielleicht nicht mehr möglich, dass sich der erkrankte Angehörige selbst duschen, an- und ausziehen oder kochen kann.

Möglicherweise ist es aber auch der behandelnde Arzt, der darauf drängt, endlich professionelle Hilfe in Anspruch zu nehmen.

Doch wer noch nie mit dem Thema „Pflege von Angehörigen" konfrontiert war, gerät hier schnell an seine Grenzen. Hinzu kommt, dass der erkrankte Angehörige lieber von vertrauten Personen umsorgt werden möchte. Das ist allzu verständlich, denn wer lässt sich gerne von fremden Menschen duschen oder die Stützstrumpfhose anziehen?

Wenn es um eine Pflegesituation geht, dann betrifft es besonders in der Anfangsphase überwiegend die Körperpflege, die in den Morgenstunden benötigt wird. Gerade das Badezimmer kann hier zu einer ganz besonderen Gefahrenquelle werden, weil die unsicheren Beine kein gefahrloses Duschen mehr zulassen. Und je geschwächter die Nerven und Muskeln sind, desto mehr Kraftaufwendung bedeutet diese Körperpflege für die Pflegekraft. So kann der Partner in schwerwiegenden Fällen die notwendige Unterstützung meistens nicht mehr leisten, denn entweder fehlt ihm die körperliche Kraft oder er selbst ist aufgrund seines Alters oder einer Erkrankung körperlich geschwächt.

Auch wenn man es so lang wie möglich versucht hinauszuzögern, so steht er doch eines Tages vor der Tür – der Tag, an dem man sich mit einer Pflegesituation intensiv auseinandersetzen muss.

Doch zunächst weiß man gar nicht, wo man überhaupt beginnen soll. Wer ist der richtige Ansprechpartner, welchen Pflegedienst nimmt man, wo gibt es Zuschüsse, und falls nicht, kann man einen Pflegedienst alleine finanzieren? Sind ausreichende finanzielle Rücklagen vorhanden oder müssen die berufstätigen Kinder eventuell einspringen?

Meistens sind es dann die erwachsenen Kinder, die sich um all diese Dinge kümmern, allerdings ist es auch für sie meistens Neuland. Auch sie müssen sich erst in diese Situation einfinden, sich bei verschiedenen Institutionen und Leistungsträgern wie Renten- oder Krankenkassen durchfragen und den Kampf mit den Papiertigern und endlosen Formularen aufnehmen. Da stellt die eigentliche Beantragung der Pflegestufe bei der Pflegekasse häufig noch die einfachste Herausforderung dar, indem man bei der Krankenkasse einen Ansprechpartner hat.

Der unliebsamste Tag ist meistens der, an dem sich der Medizinische Dienst (MDK) ankündigt. Dieser ist dafür zuständig, eine Pflegebedürftigkeit des erkrankten Angehörigen festzustellen. Und da sich diese MDK-Mitarbeiter häufig so verhalten, als ginge es um die Verteilung ihres eigenen Geldes, sollte man sich vorsorglich darauf einstellen, dass eine Pflegedürftigkeit nicht immer so reibungslos vonstattengeht, wie man dies gerne hätte. Und auch wenn man selbst von der Bedürftigkeit des erkrankten Angehörigen überzeugt ist und seine desolate gesundheitliche Situation tagtäglich miterlebt, so kommt ein MDK nicht zwangsläufig auch zu dieser Erkenntnis.

Zunächst wird es darum gehen, die sogenannte Pflegestufe 1 (von insgesamt 3 Stufen) zu beantragen und letztendlich auch hoffentlich zu bekommen. Damit diese genehmigt werden kann, wird ein Mitarbeiter des MDK das

Zuhause des erkrankten Angehörigen aufsuchen, um sich ein Bild des Gesundheitszustandes zu machen. Während dieses Termins werden verschiedene Fragen gestellt, die nicht immer auf den ersten Blick mit der Überprüfung des Gesundheitszustandes in Verbindung zu stehen scheinen. So wird man beispielsweise gefragt: „Können Sie sich die Schuhe selbst zubinden?" oder „Putzen Sie sich selbst die Zähne?" Dies wird dann gern mit kleinen Anweisungen kombiniert wie: „Heben Sie mal Ihren rechten Arm bis zur Nasenspitze", „Gehen Sie doch mal eben zur Haustür" oder „Zeigen Sie mir mal, wie Sie Ihren Strumpf anziehen."

Diese im ersten Moment unverfänglich daherkommenden Fragen und Aufforderungen können mitunter sehr freundlich klingen, doch leider haben sie es oft in sich und sind sozusagen „mit doppeltem Boden" versehen. Denn wenn beispielsweise noch selbst der Strumpf angezogen werden kann, wird hierfür keine Hilfe benötigt. Das gibt bei der Punktebewertung sofort einen Punktabzug.

Hinzukommt, dass sich viele Menschen nicht die Blöße geben möchten, anderen Personen gegenüber eingestehen zu müssen, dass Sie dies oder jenes nicht mehr selbst machen können. So gibt es zum Leidwesen der gesunden Angehörigen leider immer wieder die Situationen, dass sich die erkrankten Personen an diesen MDK-Tagen besonders anstrengen, weil sie ja unbedingt zeigen möchten, was sie alles noch selbstständig verrichten können.

Bei der Überprüfung, ob eine Pflegestufe zusteht oder nicht, geht es nach derzeitiger gesetzlicher Lage hauptsächlich darum festzustellen, inwieweit die zu betreuende Person noch selbstständig im eigenen Zuhause leben kann. Hierfür wird ein zeitlicher Aufwand ermittelt, der für die Durchführung von Pflegeverrichtungen erforderlich ist, die sich schwerpunktmäßig auf den Bereich der Grundpflege beziehen. Hierzu zählen die Körperpflege, Toilettengänge, Nahrungsaufnahme sowie das An- und Ausziehen. Auch die jeweiligen Wege, die hierfür benötigt werden, zählen dazu. Eine allgemeine Beaufsichtigung und Hilfen für die Freizeitgestaltung werden hingegen nicht berücksichtigt.

Voraussetzung für eine Einstufung in die Pflegestufe 1 ist, dass täglich dauerhaft und durchschnittlich mindestens 90 Minuten Hilfe durch eine andere Person notwendig ist. Dabei ist es wichtig, dass sich hiervon mindestens 46 Minuten auf wenigstens zwei Dinge der Grundpflege beziehen. Sobald die Begutachtung des MDK auch nur minimal von dieser Zielvorgabe abweicht, erfolgt eine Ablehnung der Pflegestufe. Dass ein Pflegefall also nicht immer als ein solcher eingeordnet wird, um die Pflegestufe zu erhalten, ist leider keine Seltenheit. Wenn das Ergebnis der MDK-Begutachtung nicht Ihren Vorstellungen entspricht, kann es sinnvoll sein, das MDK-Gutachten anzufordern und Widerspruch einzulegen. Für den Widerspruch bei einer

Pflegestufenablehnung hat man 4 Wochen Zeit. Mittlerweile gibt es professionelle Berater, die bei einem Widerspruch, aber auch bereits im Vorfeld, wertvolle Unterstützung bieten. Zwar muss diese Dienstleistung, die z. B. aus persönlichen Beratungen, Stellungnahmen und Gutachten besteht, selbst finanziert werden, aber wenn dies letztendlich dazu führt, dass die Pflegestufe genehmigt wird, kann sich diese Investition durchaus rechnen bzw. die eigenen Nerven sehr schonen.

Schwerbehinderung und Behindertenparkplatz

Wer von einer chronischen Erkrankung betroffen ist, kommt womöglich irgendwann an den Punkt, wo er sich die Frage stellt, ob er eigentlich die Voraussetzungen für einen Schwerbehindertenausweis erfüllt.

Rechtlich gesehen liegt eine Schwerbehinderung dann vor, wenn die Gesundheit eines Menschen dauerhaft beeinträchtigt ist und der Grad der Behinderung mindestens 50% beträgt. Die Anerkennung einer Schwerbehinderung ist eine Maßnahme, um Nachteile von Schwerbehinderten auszugleichen.

Sollte Ihr Gesundheitszustand also sehr stark beeinträchtigt sein, lassen Sie die Berechtigung für einen Schwerbehindertenausweis abklären.

Zweifelsohne kann eine Anerkennung als Schwerbehinderter einige Vorteile mit sich bringen. Insbesondere in der Arbeitswelt kann er für einige Erleichterungen sorgen. So steht dem Inhaber eines solches Ausweises beispielsweise eine Woche zusätzlicher Urlaub pro Jahr zu.

Zudem hat man die Möglichkeit, Mehrarbeit abzulehnen. Von Mehrarbeit spricht man dann, wenn die gesetzliche festgeschriebene werktägliche Arbeitszeit die 8-Stunden-Grenze überschreitet. Außerdem hat man einen rechtlichen Anspruch auf eine Teilzeitstelle.

Außerdem kommt man in den Genuss eines besonderen Kündigungsschutzes. Das bedeutet, dass man nur dann gekündigt werden kann, wenn das zuständige Integrationsamt der Kündigung zustimmt. Gegen die Entscheidung des Integrationsamtes kann von beiden Seiten (Arbeitgeber und Arbeitnehmer) Widerspruch eingelegt werden. Das Integrationsamt ist jedoch nicht zuständig, wenn der Betroffene selbst kündigt oder aber ein Aufhebungsvertrag geschlossen wird. Auch bei befristet abgeschlossenen Arbeitsverträgen ist das Integrationsamt nicht zuständig.

Wenn man auf der Suche nach einer neuen Arbeitsstelle ist, erhöhen sich die Chancen im öffentlichen Dienst aufgrund der Schwerbehinderung. Denn viele Einrichtungen, wie Städte und Gemeinden verfügen über einige Arbeitsplätze, bei deren Besetzung Menschen mit einer Schwerbehinderung bevorzugt eingestellt werden. Somit kann ein Schwerbehindertenausweis die Chancen auf einen neuen Arbeitsplatz deutlich erhöhen.

Darüber hinaus hat man als Schwerbehinderter oftmals das Recht, besondere Beihilfen in Anspruch zu nehmen. Dazu zählen die Hilfe in besonderen Lebenslagen und die Eingliederungshilfe für behinderte Menschen, die man beim Sozialamt beantragen kann. Zu diesen Hilfen zählen beispielsweise die

Sicherung der Lebensgrundlage, Hilfe zur Weiterführung des Haushaltes, Hilfe zur Überwindung besonderer sozialer Schwierigkeiten, aber auch Leistungen zur medizinischen Rehabilitation, Leistungen zur Teilhabe am Arbeitsleben, Leistungen zur Teilhabe am Leben in der Gemeinschaft etc.

Aber um einen Schwerbehindertenausweis zu erhalten, sind viele gesetzlich vorgegebenen Voraussetzungen zu erfüllen. Auch wenn man selbst der Meinung ist, diese zu erfüllen, so bedeutet dies noch lange nicht, dass die zuständigen Behörden dies genauso einschätzen. Ähnlich wie das Erkämpfen der Rente, kann auch die Erkämpfung der Anerkennung der Schwerbehinderung etwas nervenaufreibende Formen annehmen.

Die Anerkennung der Schwerbehinderung wird beim zuständigen Versorgungsamt oder Landesamt beantragt. In vielen Städten ist es mittlerweile möglich, die erforderlichen Formulare im Internet herunterzuladen. Sobald diese ausgefüllten Formulare bei dem zuständigen Amt vorliegen, setzt sich dieses mit den behandelnden Ärzten in Verbindung und fordert ärztliche Befunde und Gutachten an. Da man nie weiß, welche Ärzte tatsächlich kontaktiert und welche Unterlagen dem Versorgungsamt ausgehändigt werden, ist es immer sinnvoll, bereits zusammen mit dem Antrag eigene Unterlagen mitzusenden.

Nach einigen Wochen bekommt man vom Versorgungsamt Bescheid, ob eine Anerkennung einer Schwerbehinderung erfolgt ist oder nicht. Falls der Bescheid positiv ausfällt und ein Ausweis ausgestellt wurde, ist dieser längstens 5 Jahre ab dem Monat der Ausstellung gültig. Daher ist es wichtig, rechtzeitig daran zu denken, eine Verlängerung zu beantragen.

Wenn sich im Laufe der Zeit eine Verschlechterung des Gesundheitszustandes abzeichnet, kann ein sogenannter Verschlimmerungsantrag gestellt werden. Dieser soll dazu dienen, eine höhere prozentuale Einstufung der Schwerbehinderung zu erreichen, um damit verbundene weitere Erleichterungen zu erhalten. Die Verschlechterung des Gesundheitszustandes muss allerdings nachgewiesen und durch eindeutige Berichte und Befunde belegt werden. Dies hat zur Folge, dass auch die behandelnden Ärzte erneut vom Versorgungsamt angeschrieben werden.

Ein großes Problem, das immer wieder von Personen berichtet wird, die eine Schwerbehinderung beantragen, ist eine unzureichende Einschätzung der tatsächlichen gesundheitlichen Situation. Die Mitarbeiter der Versorgungsämter verweisen in ihren Gesprächen immer auf die Aktenlage, denn zur Einschätzung, inwieweit eine Schwerbehinderung vorliegt, sind sie auf die ärztlichen Befunde angewiesen. Wenn diese allerdings nur unzureichend sind und das tatsächliche Krankheitsbild nicht vollständig wiedergeben, kann es zum Leidwesen der Betroffenen zu fatalen Fehleinschätzungen kommen.

Bei einer Gehbehinderung kommt immer wieder das Thema der Behindertenparkplätze auf, denn für viele gehbehinderte Menschen bietet das Auto oftmals die einzige Möglichkeit, überhaupt noch mobil zu sein. Und da man bei einer schweren Gehbehinderung auf Hilfsmittel wie einen Rollator oder Rollstuhl angewiesen ist, sind Behindertenparkplätze aufgrund der größeren Abmessung eine große Hilfe. Denn aufgrund eines Rollators oder Rollstuhls benötigt man mehr Abstand zu den benachbarten geparkten Autos, indem die Wagentür in vollen Radius geöffnet werden kann.

Doch um einen Schwerbehindertenparkplatz nutzen zu dürfen, werden sehr extreme Vorschriften angewandt. Und wer aufgrund seiner schweren Gehbehinderung versucht, eine Berechtigung für die Parkplatznutzung zu bekommen, erlebt meistens eine ganz herbe Enttäuschung und ein Gefühl der Ohnmacht, weil auch bei einer sehr extremen Gehbehinderung in den meisten Fällen keine Erlaubnis für die Nutzung von Behindertenparkplätzen erteilt wird.

Grundsätzlich sind Behindertenparkplätze für Menschen mit einer außergewöhnlichen Gehbehinderung vorgesehen. Um eine der erforderlichen Voraussetzungen für den Nutzungsanspruch zu erfüllen, muss in dem Behindertenausweis das Merkzeichen aG oder BI eingetragen sein. Doch es reicht nicht aus, diesen Schwerbehindertenausweis im Fahrzeug auszulegen. Denn nur Personen, denen ein spezieller Parkausweis ausgestellt wird, dürfen die Schwerbehindertenparkplätze nutzen. In der Europäischen Union ist dies ein einheitlich blauer Parkausweis, der bei der Nutzung eines Behindertenparkplatzes sichtbar im Fahrzeug ausgelegt werden muss.

Doch bis man die Voraussetzungen für den Nutzungsanspruch überhaupt erfüllt, muss die Gehbehinderung außerordentlich stark ausgeprägt sein. Und ob diese vorliegt, muss von den jeweiligen Institutionen geprüft werden.

Betrachtet man entsprechende Gesetze, so lesen sich diese in etwa so:

„Personen mit einer außergewöhnlichen Gehbehinderung sind diejenigen, die sich aufgrund ihrer Schwere ihrer Krankheit dauernd nur mit fremder Hilfe oder durch große Anstrengung außerhalb ihres Kraftfahrzeuges bewegen können. Die Auswirkungen der Behinderungen müssen also funktionell die Fortbewegung beim Gehen auf das Schwerste einschränken wie z. B. bei Querschnittgelähmten, Doppelober- oder unterschenkelamputierten oder bei einseitig Oberschenkelamputierten, die dauernd außerstande sind, ein Kunstbein zu tragen, sowie bei anderen schwerbehinderten Menschen, die nach versorgungsärztlicher Feststellung dem vorstehend angeführten Personenkreis gleichzustellen sind." (Quelle: Verordnung zur Durchführung des § 1 Abs.1 und 3, des § 30 Abs. 1 und des § 35 Abs. 1 des Bundesversorgungsgesetzes (Versorgungsmedizin-Verordnung - VersMedV).

Somit kann zwar nach eigenem Empfinden eine massive Beeinträchtigung des Gehvermögens vorliegen – für die Nutzungsberechtigung von Schwerbehindertenparkplätzen gelten jedoch zum Leidwesen vieler Betroffener deutlich schärfere Verordnungen, die nicht immer nachvollziehbar sind. Denn wer mit seinem Rollator gerade noch 10 Meter laufen kann, verfügt ganz sicherlich über eine sehr massive Gehbehinderung. Trotzdem wird er in der Regel keine Erlaubnis zur Nutzung eines Behindertenparkplatzes bekommen. Und auch wenn durch die Krankenkasse ein Rollstuhl verordnet wurde, ist damit für die Behörden immer noch nicht die Voraussetzung erfüllt, wie sie in den o. g. Paragraphen aufgeführt sind.

In diesen Fällen liest sich ein Ablehnungsbescheid dann allzu oft wie ein Schlag ins Gesicht, der da heißt: „Die Auswirkungen Ihrer Behinderung sind funktionell nicht so schwerwiegend, dass sie Ihre Fortbewegung beim Gehen auf das Schwerste einschränken. Sie erfüllen damit nicht die Voraussetzungen für die Eintragung des Merkzeichens aG im Ausweis".

Somit wird man durch die Ablehnung tagtäglich vor neue Herausforderungen gestellt. In der Folge reduziert sich häufig der Bewegungsradius ganz gravierend, weil viele Dinge wie Geschäfte, Apotheken etc. nicht mehr erreichbar sind. Die einzige Lösung in diesen Fällen besteht dann darin, sich durch viel Unterstützung von Familienangehörigen, Nachbarn, Seniorenbetreuern und Hol- und Bringdiensten helfen zu lassen.

Häufige Fragen

Wieso kommt es bei einer Polyneuropathie zu Nervenschädigungen?

Was auch immer die eigentliche Ursache der Polyneuropathie sein mag – die Erkrankung bedeutet immer Schädigung der Nervenzellen.

Dabei kommen verschiedene Formen der Nervenschädigungen in Betracht. Einerseits kann die sogenannte Myelinschicht zerstört werden, die die Zellen umgibt und als Schutzschicht fungiert. Andererseits kann es auch zu einer Schädigung oder Zerstörung der Nervenfortsätze, der so genannten Axone, kommen. Grundlegende Ursache ist dabei fast immer eine Unterversorgung der Nervenzellen mit Sauerstoff oder lebenswichtigen Nährstoffen.

Was gehört zu den größten Risiken der Polyneuropathie?

Durch die Polyneuropathie besteht eine extrem erhöhte Sturzgefahr. Je nachdem, wo und bei welcher Tätigkeit man sich gerade befindet (im Badezimmer, am Arbeitsplatz, auf einer Leiter), können die Stürze zu schweren Verletzungen führen.

Hierbei kann es zu schwerwiegenden Knochenbrüchen und Kopfverletzungen kommen.

Wie weiß ich, ob meine Polyneuropathie einen schweren Verlauf nehmen wird?

Grundsätzlich lässt sich ein Verlauf der Polyneuropathie nie voraussagen. Meistens ist die Prognose günstig, wenn die Erkrankung bereits im Frühstadium diagnostiziert und behandelt wird. Je mehr Nervenschädigungen bereits eingetreten sind, desto schwieriger verläuft der Gesundungsprozess.

Was ist die Ursache der Polyneuropathie?

Schätzungen gehen derzeit davon aus, dass über 200 verschiedene Auslöser einer Polyneuropathie existieren. Dennoch entsteht sie in den meisten Fällen als Folgeerkrankung einer Diabetes oder Alkoholabhängigkeit (jeweils ca. 30%). Bei ca. 25% der Betroffenen wird die Ursache der Polyneuropathie jedoch nicht festgestellt, was in der Fachsprache als idiopathische Polyneuropathie bezeichnet wird.

Was ist der Unterschied zwischen einer Polyneuropathie und einer Neuropathie?

Bei Betroffenen gibt es oft Verwirrung bezüglich der im Zusammenhang mit der Erkrankung verwendeten Bezeichnungen. Der Begriff Polyneuropathie ist eine Zusammensetzung aus den Bestandteilen „poly" = viel, „neuro" = die Nerven betreffend und „pathie" = Leiden, Krankheit, Schädigung. Daraus lässt sich ableiten, dass die Polyneuropathie eine Erkrankung ist, die auf der Schädigung **vieler** Nerven basiert.

Der Begriff der Neuropathie setzt sich zusammen aus den Bestandteilen „neuro" = die Nerven betreffend und „pathie" = Leiden, Krankheit, Schädigung. Dieser Begriff bezeichnet also einen krankhaften Zustand der Nerven, der durch verschiedene Ursachen ausgelöst werden kann, darunter Durchtrennung der Nerven, Durchblutungsstörungen, mechanische Schädigungen, stoffwechselbedingte Störungen, Virusinfektionen, Störungen des Zentralnervensystems. Der Begriff der Neuropathie ist daher eher als Oberbegriff für seine verschiedenen Erscheinungsformen, die Mononeuropathie und die Polyneuropathie, zu verstehen.

Zur Autorin

Sigrid Nesterenko, geb. 1964, erkrankte 1994 an MCS (Multiple Chemische Sensibilität). Um zu überleben, musste sie sich nicht nur mit dem Vermeiden und Ausleiten von Umweltschadstoffen wie Quecksilber, Blei und Palladium beschäftigen, sondern auch mit den MCS-Begleiterscheinungen wie einer Schimmelpilzallergie, chronischen Infektionen, Histamin- und Fructose-intoleranz. Durch ihre stetige Suche nach der Ursache konnte sie im Laufe der Jahre durch verschiedene naturheilkundliche Therapien einen erstaunlichen und respektvollen Weg der Genesung erfahren. Dieser Weg dauerte viele Jahre und erforderte extrem viel Eigeninitiative und Disziplin. Sie sammelte im Laufe der Jahre sehr umfangreiche Kenntnisse durch ständiges Lesen, Recherchieren, Experimentieren und intensiven Austausch mit anderen MCS-Betroffenen. Und nicht zuletzt die Durchführung unendlich vieler hilfreicher und auch weniger nützlicher Therapien haben zu ihrem umfangreichen Wissen über Naturheilkunde beigetragen.

Ihre eigenen Erfahrungen und gesammelten Erkenntnisse hat sie mittlerweile zahlreichen Büchern veröffentlicht. Sie ist inzwischen zu einer gefragten Expertin geworden, wenn es um Nahrungsmittelunverträglichkeiten und Umwelterkrankungen geht.

Hinweise für den Leser

Alle Angaben in diesem Buch wurden nach bestem Wissen und mit größter Sorgfalt erstellt. Die Angaben und Empfehlungen erfolgen ohne Verpflichtung oder Garantie der Autorin. Sie und der Verlag übernehmen keine Verantwortung und Haftung für Personen-, Sach- und Vermögensschäden aus der Anwendung der hier erteilten Ratschläge.

Dieses Buch hat nicht die Absicht und erweckt nicht den Anspruch, eine ärztliche Behandlung zu ersetzen. Ausdrücklich wird empfohlen, eine medizinische Diagnose vom Therapeuten einzuholen und eine entsprechende Therapiebegleitung durchzuführen. Einige der vorgestellten Maßnahmen weichen von der gängigen medizinischen Lehrmeinung ab und resultieren aus der Erfahrungsheilkunde. Es wird ausdrücklich darauf hingewiesen, dass mit diesem Buch keine erfüllbaren Hoffnungen erweckt werden, die eventuelle Heilerfolge erwarten lassen können.